Affektive Störungen XSS pocket

Autor:
Chefarzt Priv.-Doz. Dr. med. Tom Bschor
Schlosspark-Klinik
Abteilung für Psychiatrie
Heubnerweg 2
D-14059 Berlin

Autor Kapitel Arzneimittel:
Dr. med. Andreas Ruß

Lektorat:
Dr. med. Katja Neundörfer

Herstellung:
Alexander Storck, Petra Rau, Ekaterina Zenz

Wichtiger Hinweis
Der Stand der medizinischen Wissenschaft ist durch Forschung und klinische Erfahrung ständig im Wandel. Autor und Verlag haben größte Mühe darauf verwandt, dass die Angaben in diesem Werk korrekt sind und dem derzeitigen Wissensstand entsprechen.
Für die Angaben kann von Autor und Verlag jedoch keine Gewähr übernommen werden. Jeder Benutzer ist dazu aufgefordert, Angaben dieses Werkes gegebenenfalls zu überprüfen und in eigener Verantwortung am Patienten zu handeln.
Geschützte Warennamen (Warenzeichen) werden nicht besonders kenntlich gemacht. Aus dem Fehlen eines solchen Hinweises kann also nicht geschlossen werden, dass es sich um einen freien Handelsnamen handelt.

Die Deutsche Bibliothek verzeichnet diese Publikation in der Deutschen Nationalbibliografie; detaillierte bibliografische Daten sind im Internet über <http://dnb.ddb.de> abrufbar.

Nördliche Münchner Str. 28, 82031 Grünwald, www.media4u.com

1. Auflage, November 2009
ISBN 978-3-89862-527-2
Druck: AZ Druck und Datentechnik

1 Grundlagen

1.1 Klassifikation

1.1.1 ICD-10-Klassifikation

Affektive Störungen F30 – F39	
F 30 Manische Episode	
F 30.0	Hypomanie
F 30.1	ohne psychotische Symptome
F 30.2	mit psychotischen Symptomen
F 30.8	Sonstige
F 30.9	nicht näher bezeichnet
F31 Bipolare affektive Störung	
F 31.0	gegenwärtig hypomanische Episode
F 31.1	gegenwärtig manische Episode ohne psychotische Symptome
F 31.2	gegenwärtig manische Episode mit psychotischen Symptomen
F 31.3	gegenwärtig leichte oder mittelgradige depressive Episode
F 31.4	gegenwärtig schwere depressive Episode ohne psychotische Symptome
F 31.5	gegenwärtig schwere depressive Episode mit psychotischen Symptomen
F 31.6	gegenwärtig gemischte Episode
F 31.7	gegenwärtig remittiert
F 31.8	Sonstige
F 31.9	nicht näher bezeichnet
F 32 Depressive Episode	
F 32.0	leichte
F 32.1	mittelgradige
F 32.2	schwere depressive Episode ohne psychotische Symptome
F 32.3	schwere depressive Episode mit psychotischen Symptomen
F 32.8	Sonstige
F 32.9	nicht näher bezeichnet

Affektive Störungen F30 – F39		
F 33	**Rezidivierende depressive Störung**	
	F 33.0	gegenwärtig leichte Episode
	F 33.1	gegenwärtig mittelgradige Episode
	F 33.2	gegenwärtig schwere Episode ohne psychotische Symptome
	F 33.3	gegenwärtig schwere Episode mit psychotischen Symptomen
	F 33.4	gegenwärtig remittiert
	F 33.8	Sonstige
	F 33.9	nicht näher bezeichnet
F 34	**Anhaltende affektive Störungen**	
	F 34.0	Zyklothymia
	F 34.1	Dysthymia
	F 34.8	Sonstige
	F 34.9	nicht näher bezeichnet
F 38	**andere affektive Störungen**	
	F 38.0	andere einzelne affektive Störungen
	F 38.1	andere rezidivierende affektive Störungen
	F 38.8	Sonstige
F 39	**Nicht näher bezeichnete Störungen**	
		Restkategorie affektiver Störungen

Differentialdiagnosen affektiver Störungen		
F 06	**Andere psychische Störungen aufgrund einer Schädigung oder Funktionsstörung des Gehirns oder einer körperlichen Krankheit**	
	F 06.3	organische affektive Störung
F 25	**Schizoaffektive Störungen**	
	F 25.0	gegenwärtig manisch
	F 25.1	gegenwärtig depressiv
	F 25.2	gemischte
	F 25.8	Sonstige
	F 25.9	nicht näher bezeichnet
F43	**Reaktionen auf schwere Belastungen und Anpassungsstörungen**	
	F 43.20	kurze depressive Reaktion
	F 43.21	längere depressive Reaktion
WHO 1994, 2009		

1.1.2 DSM-IV-Klassifikation

Affektive Störungen		
293.83	**Affektive Störung aufgrund von ... [Benenne den medizinischen Krankheitsfaktor]**	
295.70	**Schizoaffektive Störung**	
296.0-	**Bipolar I Störung, einzelne manische Episode**	
	296.00	unspezifisch
	296.01	leicht
	296.02	mittelschwer
	296.03	schwer ohne psychotische Merkmale
	296.04	schwer mit psychotischen Merkmalen
	296.05	teilremittiert
	296.06	vollremittiert
296.2-	**Major Depression, einzelne Episode**	
	296.20	unspezifisch
	296.21	leicht
	296.22	mittelschwer
	296.23	schwer ohne psychotische Merkmale
	296.24	schwer mit psychotischen Merkmalen
	296.25	teilremittiert
	296.26	vollremittiert
296.3-	**Major Depression, rezidivierend**	
	296.30	unspezifisch
	296.31	leicht
	296.32	mittelschwer
	296.33	schwer ohne psychotische Merkmale
	296.34	schwer mit psychotischen Merkmalen
	296.35	teilremittiert
	296.36	vollremittiert

Affektive Störungen		
296.4-	**Bipolar I Störung, letzte Episode manisch**	
	296.40	hypoman
	296.40	unspezifisch
	296.41	leicht
	296.42	mittelschwer
	296.43	schwer ohne psychotische Merkmale
	296.44	schwer mit psychotischen Merkmalen
	296.45	teilremittiert
	296.46	vollremittiert
296.5-	**Bipolar I Störung, letzte Episode depressiv**	
	296.50	unspezifisch
	296.51	leicht
	296.52	mittelschwer
	296.53	schwer ohne psychotische Merkmale
	296.54	schwer mit psychotischen Merkmalen
	296.55	teilremittiert
	296.56	vollremittiert
296.6-	**Bipolar I Störung, letzte Episode gemischt**	
	296.60	unspezifisch
	296.61	leicht
	296.62	mittelschwer
	296.63	schwer ohne psychotische Merkmale
	296.64	schwer mit psychotischen Merkmalen
	296.65	teilremittiert
	296.66	vollremittiert
296.7	**Bipolar I Störung, letzte Episode unspezifisch**	
296.8-	**Bipolare Störung**	
	296.80	Bipolare Störung, nicht näher bezeichnet
	296.89	Bipolar II Störung
296.9	**Affektive Störung, nicht näher bezeichnet**	

Affektive Störungen		
309.-	**Anpassungsstörung**	
	309.0	mit depressiver Stimmung
	309.24	mit Angst
	309.28	mit Angst und depressiver Stimmung, gemischt
	309.3	mit Störungen des Sozialverhaltens
	309.4	mit emotionalen Störungen und Störungen des Sozialverhaltens, gemischt
311	**Depressive Störung, nicht näher bezeichnet**	
V62.82	**Einfache Trauer**	
Diagnostic and Statistical Manual of Mental Disorders, American Psychiatric Association (APA) 1994, 2009		

1.2 Genese depressiver Störungen

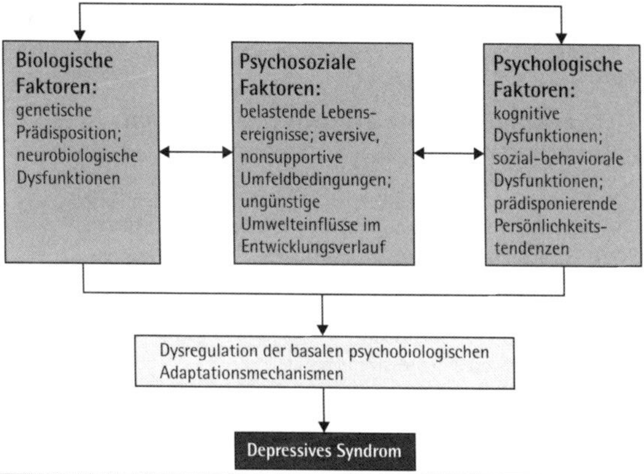

Abb. 1: Biopsychosoziales Modell der Genese von depressiven Störungen
modifiziert nach Blöschl L (1998): Depressive Störungen: Ätiologie/Bedingungsanalyse. In: Baumann U, Perrez M (Hrsg.): Lehrbuch Klinische Psychologie - Psychotherapie. Göttingen, Hans Huber Verlag

1.3 Epidemiologie affektiver Störungen

- Etwa 10% der Patienten im Wartezimmer einer hausärztlichen Praxis weisen eine behandlungsbedürftige Depression auf.
- Bei 40 bis 50% depressiv Erkrankter besteht eine psychische Komorbidität.
- Tod durch Suizid: 3–15% der depressiv Erkrankten.

Prävalenz	
Punktprävalenz für affektive Erkrankungen	2–7%
Lebenszeitprävalenz	
• für schwere depressive Erkrankungen	5%
• für leichtere und schwere Formen	ca. 15%
• für bipolare Erkrankungen	1–2%
geschlechtsspezifische Häufigkeit	**weiblich : männlich**
unipolar depressive Störungen	2 : 1
bipolar affektive Störungen	1 : 1
Ersterkrankungsalter (weit gestreut)	**Durchschnittsalter**
unipolarer Verlauf	30. Lebensjahr
bipolarer Verlauf	20. Lebensjahr

1.4 Krankheitsverlauf affektiver Störungen

- Zykluslänge (Zyklus = vom Beginn einer Episode bis zum Beginn der nächsten Episode): typischerweise Halbierung vom 1. bis zum 3. Zyklus
- letzte Zyklusdauer = bester Indikator für Beginn der nächsten Episode
- Episodendauer: Wochen, Monate bis Jahre (mit Behandlung kürzer), Depression > Manie
- Dauer des (gesunden) Intervalls: Tage bis Jahrzehnte

Rezidivrisiko	**Häufigkeit (%)**
nach der ersten depressiven Episode	50%
nach der ersten schweren depressiven Episode	75%
> 4 Episoden in 20 Jahren bei bipolarem Krankheitsverlauf	92%
> 4 Episoden in 20 Jahren bei monopolarem Krankheitsverlauf	51%

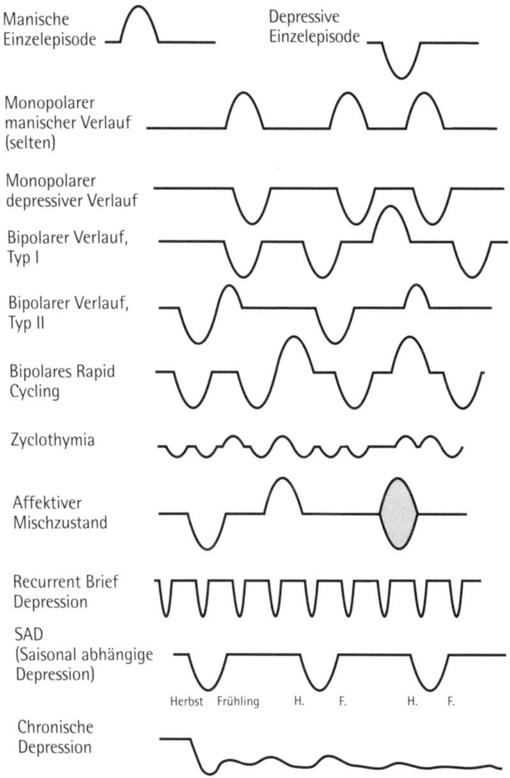

Abb. 2: Krankheitsverläufe affektiver Störungen

1.5 Grundsätze der Arzt-Patienten-Beziehung in der Behandlung affektiver Erkrankungen

Grundhaltung

- Basis der Behandlung: emphatisch-verstehendes ärztliches Gespräch und stabiles therapeutisches Bündnis.
- Systematisch gestaltete therapeutische Beziehung.
- Akzeptierende, offen, aktiv zuhörende und emphatisch-einfühlende Arbeitsbeziehung.
- Patienten mit Sorgen und Ängsten annehmen und durch Gespräch entlasten, bei depressivem Syndrom insbesondere von Schuld- und Insuffizienzgefühlen.
- Zuversicht vermitteln, Behandelbarkeit und gute Prognose betonen.
- Oft ist es hilfreich, ein biologisch fundiertes Krankheitsmodell zu vermitteln und es insbesondere akut erkrankten Patienten zu ermöglichen, die Symptome als Ausdruck einer Krankheit und damit als Berechtigung zur Entlastung von Alltagspflichten anzunehmen. Auch verliert die Erkrankung hierdurch ihren oft unerklärlichen und bedrohlichen Charakter.
- Bei chronisch depressiven Patienten hingegen zumeist stufenweise Aktivierung und Förderung von Eigenverantwortung und -initiative erforderlich.
- Vorwürfe, Bagatellisierungen („Das wird schon wieder, das ist gar nicht so schlimm") oder Appelle überforderter Angehöriger, „sich zusammenzureißen", sind grundsätzlich nicht hilfreich, unterstreichen aber die Notwendigkeit, die Angehörigen in die Therapie einzubinden.

Pharmakotherapie

- Aufklärung über Wirkung, Behandlungsdauer (einschließlich ggf. anschließend notwendiger Erhaltungstherapie) und mögliche Nebenwirkungen.
- Auf typische Vorbehalte und unbegründete Ängste (z.B. Abhängigkeit, Persönlichkeitsveränderung) eingehen.
- Die Compliance verbessert sich, wenn über die Wirklatenz aufgeklärt wird und eventuelle Nebenwirkungen schon im Vorfeld angekündigt werden.
- Im Sinne der partizipativen Entscheidungsfindung sollte der aufgeklärte Patient mit dem Arzt/der Ärztin die Entscheidung für/gegen ein bestimmtes Pharmakon treffen.
- Hilfreich zur Compliance-Förderung ist die Einbindung der Angehörigen.

Psychotherapie, allgemeine Strategien

- Ressourcenaktivierung: Identifizierung und Stärken vorhandener Fähigkeiten des Patienten
- Problemaktualisierung: gezielte Adressierung besonderer Konfliktbereiche
- Problembewältigung: Unterstützung des Patienten mit emotionalen, kognitiven oder aktiv handelnden Lösungsstrategien
- Motivationale Klärung: Erkennen problematischer Erlebens- und Verhaltensweisen und dysfunktionaler Kognitionen

Bschor T, Adli M (2008): Therapie depressiver Erkrankungen. Deutsches Ärzteblatt; 105:782-792

2 Diagnostik der Depression

2.1 Screening bei Depressionsverdacht

WHO-5-Fragebogen in den letzten beiden Wochen	immer	meistens	> Hälfte der Zeit	< Hälfte der Zeit	ab und zu	nie
1 Ich bin froh und guter Laune.	5	4	3	2	1	0
2 Ich fühle mich ruhig und entspannt.	5	4	3	2	1	0
3 Ich fühle mich aktiv und voller Energie.	5	4	3	2	1	0
4 Beim Aufwachen fühle ich mich frisch und ausgeruht.	5	4	3	2	1	0
5 Mein Alltag ist voller Dinge, die mich interessieren.	5	4	3	2	1	0
Bei Score < 13 ist weitere Depressionsdiagnostik erforderlich.						
WHO 1998; Heun R, Burkart M, Maier W, Bech P, 1999						

2.2 Diagnose der depressiven Episode nach ICD-10

Mindestens 2 Hauptsymptome + mindestens 2 Zusatzsymptome über > 2 Wochen.

Hauptsymptome

- gedrückte, depressive Stimmung
- Interessenverlust, Freudlosigkeit
- Antriebsmangel, erhöhte Ermüdbarkeit

Zusatzsymptome

- verminderte Konzentration, Aufmerksamkeit
- vermindertes Selbstwertgefühl, Selbstvertrauen
- Gefühle von Schuld, Wertlosigkeit
- negative, pessimistische Zukunftsperspektiven
- Suizidgedanken/-handlungen
- Schlafstörungen
- verminderter Appetit

Schweregrade

leicht: 2 Haupt- + 2 Zusatzsymptome
mittel: 2 Haupt- + 3-4 Zusatzsymptome
schwer: 3 Haupt- + 4 Zusatzsymptome

1. Schritt: depressive Episode feststellen
(mindestens 2 Hauptsymptome + mindestens 2 Zusatzsymptome über > 2 Wochen)
2. Schritt: Schweregrad feststellen (leicht, mittelgradig, schwer)
3. Schritt: Verlaufsform feststellen
(depressive Einzelepisode, rezidivierende depressive Störung, bipolar affektive Störung)

2.3 ICD-10-Klassifikation mit Kriterien

F32.- Depressive Episode

- Bei den typischen leichten, mittelgradigen oder schweren Episoden leidet der betroffene Patient unter einer gedrückten Stimmung und einer Verminderung von Antrieb und Aktivität.
- Die Fähigkeit zu Freude, das Interesse und die Konzentration sind vermindert.
- Ausgeprägte Müdigkeit kann nach jeder kleinsten Anstrengung auftreten. Der Schlaf ist meist gestört, der Appetit vermindert.
- Selbstwertgefühl und Selbstvertrauen sind fast immer beeinträchtigt. Sogar bei der leichten Form kommen Schuldgefühle oder Gedanken über eigene Wertlosigkeit vor.
- Die gedrückte Stimmung verändert sich von Tag zu Tag wenig, reagiert nicht auf Lebensumstände und kann von sogenannten somatischen Symptomen begleitet werden, z.B. Interessenverlust, Verlust der Freude, Früherwachen, Morgentief, deutliche psychomotorische Hemmung, Agitiertheit, Appetit-, Gewichts- und Libidoverlust.
- Abhängig von Anzahl und Schwere der Symptome ist eine depressive Episode als leicht, mittelgradig oder schwer zu bezeichnen.

Inklusive: Einzelne Episoden von:
- depressiver Reaktion
- psychogener Depression
- reaktiver Depression (F32.0, F32.1, F32.2)

Exklusive:
- Anpassungsstörungen (F43.2)
- depressive Episode in Verbindung mit Störungen des Sozialverhaltens (F91.-, F92.0)
- rezidivierende depressive Störung (F33.-)

F32.0 Leichte depressive Episode

Gewöhnlich sind mindestens zwei oder drei der oben angegebenen Symptome vorhanden. Der betroffene Patient ist im Allgemeinen davon beeinträchtigt, aber oft in der Lage, die meisten Aktivitäten fortzusetzen.

F32.1 Mittelgradige depressive Episode

Gewöhnlich sind vier oder mehr der oben angegebenen Symptome vorhanden, und der betroffene Patient hat meist große Schwierigkeiten, alltägliche Aktivitäten fortzusetzen.

F32.2 Schwere depressive Episode ohne psychotische Symptome

Eine depressive Episode mit mehreren oben angegebenen, quälenden Symptomen. Typischerweise bestehen ein Verlust des Selbstwertgefühls und Gefühle von Wertlosigkeit und Schuld. Suizidgedanken und -handlungen sind häufig, und meist liegen einige somatische Symptome vor.

Inklusive:
- Einzelne Episode einer agitierten Depression
- Einzelne Episode einer majoren Depression ohne psychotische Symptome
- Einzelne Episode einer vitalen Depression ohne psychotische Symptome

F32.3 Schwere depressive Episode mit psychotischen Symptomen
Eine schwere depressive Episode, wie unter F32.2 beschrieben, bei der aber Halluzinationen, Wahnideen, psychomotorische Hemmung oder ein Stupor so schwer ausgeprägt sind, dass alltägliche soziale Aktivitäten unmöglich sind und Lebensgefahr durch Suizid und mangelhafte Flüssigkeits- und Nahrungsaufnahme bestehen kann. Halluzinationen und Wahn können, müssen aber nicht synthym sein.
Inklusive: Einzelne Episoden:
- majore Depression (Major Depression) mit psychotischen Symptomen
- psychogene depressive Psychose
- psychotische Depression
- reaktive depressive Psychose

F32.8 Sonstige depressive Episoden
Inklusive:
- Atypische Depression
- Einzelne Episoden der „larvierten" Depression o.n.A.

F32.9 Depressive Episode, nicht näher bezeichnet
Inklusive:
- Depression o.n.A.
- Depressive Störung o.n.A.

F33.- Rezidivierende depressive Störung

- Hierbei handelt es sich um eine Störung, die durch wiederholte depressive Episoden (F32.-) charakterisiert ist.
- In der Anamnese finden sich dabei **keine** unabhängigen Episoden mit gehobener Stimmung und vermehrtem Antrieb (Manie). Kurze Episoden von leicht gehobener Stimmung und Überaktivität (Hypomanie) können allerdings unmittelbar nach einer depressiven Episode, manchmal durch eine antidepressive Behandlung mitbedingt, aufgetreten sein.
- Die schwereren Formen der rezidivierenden depressiven Störung (F33.2 und F33.3) haben viel mit den früheren Konzepten der manisch-depressiven Krankheit, der Melancholie, der vitalen Depression und der endogenen Depression gemeinsam.
- Die 1. Episode kann in jedem Alter (Kindheit bis Senium) auftreten, der Beginn kann akut oder schleichend sein, die Dauer reicht von wenigen Wochen bis zu vielen Monaten.
- Das Risiko, dass ein Patient mit rezidivierender depressiver Störung eine manische Episode entwickelt, wird niemals vollständig aufgehoben, gleichgültig wie viele depressive Episoden aufgetreten sind.
- Bei Auftreten einer manischen Episode ist die Diagnose in bipolare affektive Störung zu ändern (F31.-).

Inklusive: Rezidivierende Episoden (F33.0 oder F33.1):
- depressive Reaktion
- psychogene Depression
- reaktive Depression
- saisonale depressive Störung

Exklusive: Rezidivierende kurze depressive Episoden (F38.1)

F33.0 Rezidivierende depressive Störung, gegenwärtig leichte Episode
Eine Störung, die durch wiederholte depressive Episoden gekennzeichnet ist, wobei die gegenwärtige Episode leicht ist (siehe F32.0), ohne Manie in der Anamnese.

F33.1 Rezidivierende depressive Störung, gegenwärtig mittelgradige Episode
Eine Störung, die durch wiederholte depressive Episoden gekennzeichnet ist, wobei die gegenwärtige Episode mittelgradig ist (siehe F32.1), ohne Manie in der Anamnese.

F33.2 Rezidivierende depressive Störung, gegenwärtig schwere Episode ohne psychotische Symptome
Eine Störung, die durch wiederholte depressive Episoden gekennzeichnet ist, wobei die gegenwärtige Episode schwer ist, ohne psychotische Symptome (siehe F32.2) und ohne Manie in der Anamnese.
Inklusive:
- Endogene Depression ohne psychotische Symptome
- Manisch-depressive Psychose, depressive Form, ohne psychotische Symptome
- Rezidivierende majore Depression (Major Depression), ohne psychotische Symptome
- Rezidivierende vitale Depression, ohne psychotische Symptome

F33.3 Rezidivierende depressive Störung, gegenwärtig schwere Episode mit psychotischen Symptomen
Eine Störung, die durch wiederholte depressive Episoden gekennzeichnet ist; die gegenwärtige Episode ist schwer, mit psychotischen Symptomen (siehe F32.3), ohne vorhergehende manische Episoden.
Inklusive:
- Endogene Depression mit psychotischen Symptomen
- Manisch-depressive Psychose, depressive Form, mit psychotischen Symptomen
- Rezidivierende schwere Episoden:
  - majore Depression (Major Depression) mit psychotischen Symptomen
  - psychogene depressive Psychose
  - psychotische Depression
  - reaktive depressive Psychose

F33.4 Rezidivierende depressive Störung, gegenwärtig remittiert
Die Kriterien für eine der oben beschriebenen Störungen F33.0-F33.3 sind in der Anamnese erfüllt, aber in den letzten Monaten bestanden keine depressiven Symptome.

F33.8 Sonstige rezidivierende depressive Störungen

F33.9 Rezidivierende depressive Störung, nicht näher bezeichnet
Inklusive: Monopolare Depression o.n.A.

F34.- Anhaltende affektive Störungen

- Hierbei handelt es sich um anhaltende und meist fluktuierende Stimmungsstörungen, bei denen die Mehrzahl der einzelnen Episoden nicht ausreichend schwer genug ist, um als hypomanische oder auch nur leichte depressive Episoden gelten zu können.
- Da sie jahrelang, manchmal den größeren Teil des Erwachsenenlebens, andauern, ziehen sie beträchtliches subjektives Leiden und Beeinträchtigungen nach sich.
- Gelegentlich können rezidivierende oder einzelne manische oder depressive Episoden eine anhaltende affektive Störung überlagern.

F34.0 Zyklothymia

Hierbei handelt es sich um eine andauernde Instabilität der Stimmung mit zahlreichen Perioden von Depression und leicht gehobener Stimmung (Hypomanie), von denen aber keine ausreichend schwer und anhaltend genug ist, um die Kriterien für eine bipolare affektive Störung (F31.-) oder rezidivierende depressive Störung (F33.-) zu erfüllen. Diese Störung kommt häufig bei Verwandten von Patienten mit bipolarer affektiver Störung vor. Einige Patienten mit Zyklothymia entwickeln schließlich selbst eine bipolare affektive Störung.

Inklusive: - Affektive Persönlichkeit(sstörung)
- Zykloide Persönlichkeit
- Zyklothyme Persönlichkeit

F34.1 Dysthymia

Hierbei handelt es sich um eine chronische, wenigstens mehrere Jahre andauernde depressive Verstimmung, die weder schwer noch hinsichtlich einzelner Episoden anhaltend genug ist, um die Kriterien einer schweren, mittelgradigen oder leichten rezidivierenden depressiven Störung (F33.-) zu erfüllen.

Inklusive: - Anhaltende ängstliche Depression
- Depressiv: Neurose, Persönlichkeit(sstörung)
- Neurotische Depression

Exklusive: Ängstliche Depression (leicht, aber nicht anhaltend) (F41.2)

F34.8 Sonstige anhaltende affektive Störungen

F34.9 Anhaltende affektive Störung, nicht näher bezeichnet

F38.- Andere affektive Störungen

Hierbei handelt es sich um eine Restkategorie für Stimmungsstörungen, die die Kriterien der oben genannten Kategorien F30-F34 in Bezug auf Ausprägung und Dauer nicht erfüllen.

F38.0 Andere einzelne affektive Störungen
Inklusive: Gemischte affektive Episode

F38.1 Andere rezidivierende affektive Störungen
Inklusive: Rezidivierende kurze depressive Episoden

F38.8 Sonstige näher bezeichnete affektive Störungen

F39 Nicht näher bezeichnete affektive Störung

Inklusive: Affektive Psychose o.n.A

WHO 1994, 2009

2.4 Stufendiagnostik

Cave: Die Empfehlungen dienen dem Ausschluss somatischer Krankheitsursachen. Sie beinhalten nicht Untersuchungen, die im Rahmen einer speziellen Therapie erforderlich werden (z.B. EKG vor Behandlung mit trizyklischen Antidepressiva).

Basisdiagnostik (vor Beginn der Therapie)

- psychiatrische Anamnese inklusive Suchtmittel
- differenzierter psychopathologischer Befund
- spezifische Anamnese bezüglich somatischer Erkrankungen und Symptome
- Medikamentenanamnese
- körperliche Untersuchung einschließlich neurologischem Status
- Labor: Blutbild, Elektrolyte, Transaminasen, Kreatinin, BSG, TSH

Therapiebeginn

Erweiterte Diagnostik nach zwei gescheiterten Therapiestufen

- EKG
- Röntgen-Thorax
- evtl. Echokardiografie, 24-Stunden-EKG
- CT oder MRT des Gehirns
- Doppler der hirnversorgenden Gefäße
- neuropsychologische Testung
- TPHA (Lues-Serologie)
- Vitamin B_{12} und Folsäure im Serum
- Urinstatus
- HIV-Antikörpertest
- Liquoruntersuchung
- EEG
- Antidepressiva-Serumspiegel (Compliance?)

2.5 Differentialdiagnosen

2.5.1 Somatische Erkrankungen, die ein depressives Syndrom verursachen können

Mögliche Ursachen

- Infektionserkrankungen, z.B. infektiöse Mononukleose, Cytomegalievirusinfektion, Influenza, Tuberkulose
- maligne Erkrankungen, z.B. Bronchial- oder Pankreaskarzinom
- endokrinologische Erkrankungen, insbesondere:
  - Hypo-, seltener Hyperthyreosen
  - Cushing- und Addison-Syndrom
  - Hyperparathyreoidismus, Hyperaldosteronismus
- ZNS-Erkrankungen, insbesondere:
  - degenerative, z.B. M. Parkinson, Chorea Huntington, progressive supranukleäre Paralyse, Demenz
  - entzündliche, z.B. HIV, Neurosyphilis, Borreliose, andere (Meningo-)Enzephalitiden, multiple Sklerose
  - traumatische
  - tumoröse
  - zerebrovaskuläre, z.B. Mikro- oder Makroangiopathie, Hirninsulte
  - epileptische
- Kollagenosen und Autoimmunerkrankungen (z.B. Lupus erythematodes, rheumatoide Arthritis, Arteriitis temporalis, Sjögren-Syndrom)
- Anämie

Ungünstiger Einfluss auf den Verlauf

- koronare Herzkrankheit und Myokardinfarkt
- Myokardinsuffizienz
- Diabetes mellitus
- chronisch obstruktive Lungenerkrankung
- Leberinsuffizienz
- Niereninsuffizienz
- alle malignen Erkrankungen
- Porphyrie
- alle mit chronischen Schmerzen einhergehenden Erkrankungen

Bschor T (2008): Diagnostik, Differentialdiagnostik, Ausschluss von Pseudotherapieresistenz. In: Bschor T (Hrsg.): Behandlungsmanual therapieresistente Depression. Pharmakotherapie - somatische Therapieverfahren - Psychotherapie. Kohlhammer, Stuttgart, S. 17–27

2.5.2 Pharmaka mit depressiogenem Potential

Der zeitliche Zusammenhang zwischen der Einnahme eines Medikaments und dem Auftreten eines depressiven Syndroms ist genau zu eruieren, da er den deutlichsten Hinweis auf eine mögliche pharmakogene Ursache liefert. Weiteren Aufschluss liefert, sofern irgend möglich, ein Auslass- oder Umsetzversuch.

- Antihypertensiva, insbesondere: Reserpin, Hydralazin, Betablocker (z.B. Propranolol), ACE-Hemmer (z.B. Enalapril), Ca^{++}-Kanalblocker (z.B. Verapamil), Clonidin
- andere Kardiaka: Digitalispräparate, Lidocain
- Salbutamol
- Corticosteroide
- Anabolika
- Baclofen
- Bromocriptin und Levodopa
- hochpotente konventionelle Neuroleptika (z.B. Haloperidol), auch Metoclopramid
- Antibiotika, Virustatika und Antimykotika (z.B. Gyrasehemmer, Isoniazid, Aciclovir, Amantadin, Zidovudin, Amphotericin B)
- Immunsuppressiva (z.B. Azathioprin), Zytostatika, Interferon
- Analgetika und Antiphlogistika (z.B. Indometacin, Ibuprofen, Opiate)
- orale Kontrazeptiva
- Antihistaminika (z.B. Cimetidin)
- Antiepileptika (z.B. Carbamazepin, Barbiturate, Phenytoin, Vigabatrin)
- Disulfiram
- Isotretinoin (Vitamin-A-Derivat)

Bschor T (2008): Diagnostik, Differentialdiagnostik, Ausschluss von Pseudotherapieresistenz. In: Bschor T (Hrsg.): Behandlungsmanual therapieresistente Depression. Pharmakotherapie - somatische Therapieverfahren - Psychotherapie. Kohlhammer, Stuttgart, S. 17–27

2.5.3 Differentialdiagnose Pseudodemenz - beginnende Demenz

Pseudodemenz bei Depression	Beginnende Demenz
Aggravationsneigung bezüglich der kognitiven Defizite	Dissimulation der kognitiven Defizite
Selbstvorstellung	Vorstellung durch Angehörige
Klagen gleichermaßen über Defizite von Kurz- und Langzeitgedächtnis	vorwiegend Kurzzeitgedächtnisdefizite
plötzlicher Beginn der kognitiven Defizite	schleichender Beginn
eher unmotivierte oder wenig kooperative Auskunftserteilung („Ich weiß nicht.“)	wortreiches Überspielen der vorhandenen Defizite

2.6 Hamilton-Depressions-Skala (HAMD)

Fremdbeurteilungsverfahren durch den Therapeuten zur Verlaufsbeurteilung und Schweregradmessung einer Depression, dient nicht zur Diagnosestellung.

Anleitung: nur jeweils eine Ziffer ankreuzen! Alle Unterpunkte beantworten.

1. Depressive Stimmung (Gefühl der Traurigkeit, Hoffnungslosigkeit, Hilflosigkeit, Wertlosigkeit)	
keine	0
nur auf Befragen geäußert	1
vom Patienten spontan geäußert	2
aus Verhalten erkennbar (z.B. Gesichtsausdruck, Körperhaltung, Stimme)	3
Patient drückt diese fast ausschließlich in verbaler/nonverbaler Kommunikation aus	4
2. Schuldgefühle	
keine	0
Selbstvorwürfe, glaubt, Mitmenschen enttäuscht zu haben	1
Schuldgefühle oder Grübeln über frühere Fehler und „Sünden"	2
jetzige Krankheit wird als Strafe gewertet, Versündigungswahn	3
anklagende oder bedrohende akustische oder optische Halluzinationen	4
3. Suizid	
keine Suizidgedanken	0
Lebensüberdruss	1
Todeswunsch, denkt an den eigenen Tod	2
Suizidgedanken oder entsprechendes Verhalten	3
Suizidversuche (jeder ernste Versuch = 4)	4
4. Einschlafstörungen	
keine	0
gelegentlich (> 1/2 Stunde)	1
regelmäßig	2
5. Durchschlafstörungen	
keine	0
Patient klagt über unruhigen oder gestörten Schlaf	1
nächtliches Aufwachen bzw. Aufstehen (falls nicht nur zur Harn- oder Stuhlentleerung)	2
6. Schlafstörungen am Morgen	
keine	0
vorzeitiges Erwachen, aber nochmaliges Einschlafen	1
vorzeitiges Erwachen ohne nochmaliges Einschlafen	2
7. Arbeit und sonstige Tätigkeiten	
keine Beeinträchtigung	0
hält sich für leistungsunfähig, erschöpft oder schlapp bei Arbeit oder Hobby	1
Interessensverlust an Arbeit oder Hobby, muss sich dazu zwingen; sagt das selbst oder lässt es durch Lustlosigkeit/ Entscheidungslosigkeit und sprunghafte Entschlussänderungen erkennen	2
wendet weniger Zeit für seine Tätigkeiten auf oder leistet weniger; bei stationärer Behandlung, wenn Patient < 3 Stunden an Tätigkeiten teilnimmt (ausgenommen Hausarbeiten auf Station)	3
hat wegen Krankheit mit Arbeit aufgehört; bei stationärer Behandlung, falls Patient an keinen Tätigkeiten teilnimmt (ausgenommen Hausarbeit auf Station oder wenn Patient Hausarbeit nur unter Mithilfe leisten kann)	4

8. Depressive Hemmung (Verlangsamung von Denken und Sprache; Konzentrationsschwäche, reduzierte Motorik)	
Sprache und Denken normal	0
geringe Verlangsamung bei Exploration	1
deutliche Verlangsamung bei Exploration	2
Exploration schwierig	3
ausgeprägter Stupor	4
9. Erregung	
keine	0
Zappeligkeit	1
Spielen mit Fingern, Haaren ...	2
Hin- und Herlaufen, nicht still sitzen können	3
Händeringen, Nägelbeißen, Haareraufen, Lippenbeißen ...	4
10. Angst - psychisch	
keine Schwierigkeit	0
subjektive Spannung und Reizbarkeit	1
sorgt sich um Nichtigkeiten	2
besorgte Grundhaltung, erkennbar an Gesichtsausdruck und Sprechweise	3
Ängste werden spontan vorgebracht	4
11. Angst - somatisch (z.B. Mundtrockenheit, Durchfall, Herzklopfen, Kopfschmerzen, Hyperventilation, Schwitzen)	
keine	0
geringe	1
mäßige	2
starke	3
extreme (Patient ist handlungsunfähig)	4
12. Körperliche Symptome - gastrointestinal	
keine	0
Appetitmangel, isst aber ohne Zuspruch; Schweregefühle im Abdomen	1
muss zum Essen angehalten werden; benötigt Abführmittel oder andere Magen-Darm-Präparate	2

13. Körperliche Symptome - allgemein	
keine	0
Schweregefühl in Gliedern, Rücken oder Kopf; Rücken-, Kopf- oder Muskelschmerzen; Verlust der Tatkraft, Erschöpfbarkeit	1
bei jeder deutlichen Ausprägung eines Symptoms	2
14. Genitalsymptome (Libidoverlust, Menstruationsstörungen ...)	
keine	0
geringe	1
starke	2
15. Hypochondrie	
keine	0
verstärkte Selbstbeobachtung (auf den Körper bezogen)	1
ganz in Anspruch genommen durch Sorgen um eigene Gesundheit	2
zahlreiche Klagen, verlangt Hilfe ...	3
hypochondrische Wahnvorstellungen	4
16. Gewichtsverlust (entweder a oder b ankreuzen)	
a. aus Anamnese	
kein Gewichtsverlust	0
Gewichtsverlust wahrscheinlich in Zusammenhang mit jetziger Krankheit	1
sicherer Gewichtsverlust laut Patient	2
b. nach wöchentlichem Wiegen auf Station	
Gewichtsverlust < 0,5 kg/Woche	0
Gewichtsverlust > 0,5 kg/Woche	1
Gewichtsverlust > 1 kg/Woche	2
17. Krankheitseinsicht	
Patient erkennt, dass er depressiv und krank ist	0
räumt Krankheit ein, führt sie aber auf schlechte Ernährung, Klima, Überarbeitung, Virus, Ruhebedürfnis ... zurück	1
verleugnet Krankheit	2

18. Tagesschwankungen	
a. Symptome am Morgen oder am Abend schlimmer	
keine Tagesschwankungen vorhanden	0
Symptome schlimmer am Morgen	1
Symptome schlimmer am Abend	2
b. Stärke der Tagesschwankungen	
keine Tagesschwankungen	0
gering	1
stark	2
19. Depersonalisation, Derealisation (Unwirklichkeitsgefühle, nihilistische Ideen)	
keine	0
gering	1
mäßig	2
stark	3
extrem (Patient ist handlungsunfähig)	4

20. Paranoide Symptome	
keine	0
misstrauisch	1
Beziehungsideen	2
Beziehungs- und Verfolgungswahn	3
21. Zwangssymptome	
keine	0
gering	1
stark	2

Beurteilung
Gesamtscore: 0–65 Punkte
keine Depression: ≤ 8 Punkte
leichte Depression: 9–16 Punkte
mittelgradige Depression: 17–24 Punkte
schwere Depression: ≥ 25 Punkte

Hamilton M (1960) J Neurol Neurosurg Psychiatry

2.7 Beck-Depressions-Inventar (BDI)

Selbstbeurteilungsverfahren durch den Patienten, dient der Verlaufskontrolle.

Anleitung: Der folgende Fragebogen enthält 21 Gruppen von Aussagen. Bitte lesen Sie jede Gruppe sorgfältig durch. Suchen Sie dann die eine Aussage in jeder Gruppe heraus, die am besten beschreibt, wie Sie sich in dieser Woche einschließlich heute gefühlt haben, und kreuzen Sie das dazugehörige Feld an.
Lesen Sie auf jeden Fall alle Aussagen in jeder Gruppe, bevor Sie Ihre Wahl treffen.

A	
Ich bin nicht traurig.	0
Ich bin traurig.	1
Ich bin die ganze Zeit traurig und komme nicht davon los.	2
Ich bin so traurig oder unglücklich, dass ich es kaum noch ertrage.	3
B	
Ich sehe nicht besonders mutlos in die Zukunft.	0
Ich sehe mutlos in die Zukunft.	1
Ich habe nichts, worauf ich mich freuen kann.	2
Ich habe das Gefühl, dass die Zukunft hoffnungslos ist und dass die Situation nicht besser werden kann.	3
C	
Ich fühle mich nicht als Versager.	0
Ich habe das Gefühl, öfter versagt zu haben als der Durchschnitt.	1
Wenn ich auf mein Leben zurückblicke, sehe ich bloß eine Menge Fehlschläge.	2

Ich habe das Gefühl, als Mensch ein völliger Versager zu sein	3
D	
Ich kann die Dinge genauso genießen wie früher.	0
Ich kann die Dinge nicht mehr so genießen wie früher.	1
Ich kann aus nichts mehr eine echte Befriedigung ziehen.	2
Ich bin mit allem unzufrieden oder gelangweilt.	3
E	
Ich habe keine Schuldgefühle.	0
Ich habe häufig Schuldgefühle.	1
Ich habe fast immer Schuldgefühle.	2
Ich habe immer Schuldgefühle.	3
F	
Ich habe nicht das Gefühl, bestraft zu sein.	0
Ich habe das Gefühl, vielleicht bestraft zu werden.	1
Ich erwarte, bestraft zu werden.	2
Ich habe das Gefühl, bestraft zu gehören.	3
G	
Ich bin von mir nicht enttäuscht.	0
Ich bin von mir enttäuscht.	1
Ich finde mich fürchterlich.	2
Ich hasse mich.	3
H	
Ich habe nicht das Gefühl, schlechter zu sein als andere.	0
Ich kritisiere mich wegen meiner Fehler und Schwächen.	1
Ich mache mir Vorwürfe wegen meiner Mängel.	2
Ich gebe mir für alles die Schuld, was schiefgeht.	3
I	
Ich denke nicht daran, mir etwas anzutun.	0
Ich denke manchmal an Selbstmord, aber ich würde es nicht tun.	1
Ich möchte mich am liebsten umbringen.	2
Ich würde mich umbringen, wenn ich es könnte.	3
J	
Ich weine nicht öfter als früher.	0
Ich weine jetzt mehr als früher.	1
Ich weine jetzt die ganze Zeit.	2
Früher konnte ich weinen, aber jetzt kann ich es nicht mehr, obwohl ich es möchte.	3
K	
Ich bin nicht reizbarer als sonst.	0
Ich bin jetzt leichter verärgert oder gereizt als früher.	1
Ich fühle mich dauernd gereizt.	2
Die Dinge, die mich früher geärgert haben, berühren mich nicht mehr.	3
L	
Ich habe nicht das Interesse an Menschen verloren.	0
Ich interessiere mich jetzt weniger für Menschen als früher.	1
Ich habe mein Interesse an anderen Menschen zum größten Teil verloren.	2
Ich habe mein ganzes Interesse an anderen Menschen verloren.	3
M	
Ich bin so entschlussfreudig wie immer.	0
Ich schiebe Entscheidungen jetzt öfter auf als früher.	1
Es fällt mir schwerer als früher, Entscheidungen zu treffen.	2
Ich kann überhaupt keine Entscheidungen mehr treffen.	3
N	
Ich habe nicht das Gefühl, schlechter auszusehen als früher.	0
Ich mache mir Sorgen, dass ich alt oder unattraktiv aussehe.	1

Ich habe das Gefühl, dass in meinem Aussehen Veränderungen eintreten.	2
Ich finde mich hässlich.	3
O	
Ich kann so gut arbeiten wie früher.	0
Ich muss mir einen Ruck geben, bevor ich eine Tätigkeit in Angriff nehme.	1
Ich muss mich zu jeder Tätigkeit zwingen.	2
Ich bin unfähig zu arbeiten.	3
P	
Ich schlafe so gut wie sonst.	0
Ich schlafe nicht mehr so gut wie früher.	1
Ich wache ein bis zwei Stunden früher auf als sonst, und es fällt mir schwer, wieder einzuschlafen.	2
Ich wache mehrere Stunden früher auf als sonst und kann nicht mehr einschlafen.	3
Q	
Ich ermüde nicht stärker als sonst.	0
Ich ermüde schneller als früher.	1
Fast alles ermüdet mich.	2
Ich bin zu müde, um etwas zu tun.	3
R	
Mein Appetit ist nicht schlechter als sonst.	0
Mein Appetit ist nicht mehr so gut wie früher.	1
Mein Appetit hat stark nachgelassen.	2
Ich habe überhaupt keinen Appetit mehr.	3

S	
Ich habe in letzter Zeit kaum abgenommen.	0
Ich habe mehr als 2 Kilo abgenommen.	1
Ich habe mehr als 5 Kilo abgenommen.	2
Ich habe mehr als 8 Kilo abgenommen.	3
Ich esse absichtlich weniger, um abzunehmen: **ja** **nein**	
T	
Ich mache mir keine größeren Sorgen um meine Gesundheit als sonst.	0
Ich mache mir Sorgen über körperliche Probleme wie Schmerzen, Magenbeschwerden oder Verstopfung.	1
Ich mache mir große Sorgen über gesundheitliche Probleme, sodass es mir schwerfällt, an etwas anderes zu denken.	2
Ich mache mir so große Sorgen über gesundheitliche Probleme, dass ich an nichts anderes mehr denken kann.	3
U	
Ich habe in letzter Zeit keine Veränderungen in meinem Interesse an Sex bemerkt.	0
Ich interessiere mich jetzt weniger für Sex als früher.	1
Ich interessiere mich jetzt viel weniger für Sex als früher.	2
Ich habe das Interesse an Sex völlig verloren.	3

Beurteilung
keine Depression: < 10 Punkte
leichte Depression: 10–19 Punkte
mittelgradige Depression: 20–29 Punkte
schwere Depression: ≥ 30 Punkte

2.8 Montgomery-Åsberg-Depressions-Skala (MADRS)

Fremdbeurteilungsskala zur quantitativen Einschätzung eines depressiven Syndroms.

		0 Punkte	2 Punkte	4 Punkte	6 Punkte
1	**sichtbare Traurigkeit:** die sich in Sprache, Mimik und Haltung ausdrückende Mutlosigkeit, Niedergeschlagenheit und Verzweiflung	keine Traurigkeit	sieht niedergeschlagen aus, ist aber ohne Schwierigkeiten aufzuheitern	wirkt die meiste Zeit über traurig und unglücklich	sieht die ganze Zeit über traurig und unglücklich aus, extreme Niedergeschlagenheit
2	**berichtete Traurigkeit:** vom Patienten berichtete traurige Stimmung, gleichgültig ob sich diese sichtbar ausdrückt oder nicht, einschließlich Entmutigung, Niedergeschlagenheit, dem Gefühl der Hilflosigkeit und Hoffnungslosigkeit. Bewerten Sie nach Stärke, Dauer und Ausmaß der Stimmungsbeeinflussbarkeit durch äußere Ereignisse.	vorübergehende Traurigkeit je nach Umständen	traurig oder mutlos, jedoch ohne Schwierigkeiten aufzuheitern	intensives Gefühl der Traurigkeit und Hoffnungslosigkeit, die Stimmung ist jedoch immer noch durch äußere Umstände beeinflussbar	andauernde oder unveränderliche Traurigkeit, Mutlosigkeit oder Hoffnungslosigkeit
3	**innere Spannung:** sowohl ein schwer definierbares Gefühl von Missbehagen als auch Gereiztheit, Unruhe, innere Erregung bis hin zu Angst und Panik. Bewerten Sie nach Stärke, Häufigkeit, Dauer und Ausmaß, in dem Beruhigung gesucht wird	leicht, nur vorübergehende innere Spannung	gelegentlich Gefühl von Missbehagen und Gereiztheit	anhaltendes Gefühl innerer Spannung oder Erregung, kurzzeitige Panikanfälle, die der Patient nur mit Mühe beherrscht	nicht beherrschbare Angst oder Erregung, überwältigende Panik
4	**Schlaflosigkeit:** die subjektive Erfahrung verminderter Schlafdauer oder -tiefe verglichen mit dem vorher normalen Schlafverhalten	schläft wie gewöhnlich	leichte Schwierigkeiten einzuschlafen, oberflächlicher, unruhiger Schlaf, geringfügig verkürzte Schlafdauer	Schlaf mindestens zwei Stunden verkürzt oder unterbrochen	weniger als zwei bis drei Stunden Schlaf

		0 Punkte	2 Punkte	4 Punkte	6 Punkte
5	**Appetitverlust:** beinhaltet das Gefühl der Abnahme des Appetits verglichen mit dem vorherigen normalen Zustand. Bewerten Sie nach Stärke des Appetitverlusts oder dem zum Essen benötigten Zwang	normaler oder verstärkter Appetit	geringfügige Appetitminderung	kein Appetit, Nahrung wie ohne Geschmack	nur mit Überredung zum Essen zu bewegen
6	**Konzentrationsschwierigkeiten:** beinhaltet Schwierigkeiten der Konzentration, angefangen vom einfachen Sammeln der eigenen Gedanken bis zum völligen Verlust der Konzentrationsfähigkeit. Bewerten Sie nach Stärke, Häufigkeit und Ausmaß der Unfähigkeit zur Konzentration	keine Konzentrationsschwierigkeiten	gelegentliche Schwierigkeiten, die eigenen Gedanken zu sammeln	Schwierigkeiten, sich zu konzentrieren und einen Gedanken festzuhalten	nicht in der Lage, ohne Schwierigkeiten zu lesen oder ein Gespräch zu führen
7	**Untätigkeit:** beinhaltet Schwierigkeiten, „in Schwung zu kommen", oder Verlangsamung bei den täglichen Arbeiten	fast keine Schwierigkeiten, „in Schwung zu kommen", keine Trägheit	Schwierigkeiten, aktiv zu werden	Schwierigkeiten, einfache Routinetätigkeiten in Angriff zu nehmen, Ausführung nur mit Mühe	vollständige Untätigkeit, unfähig, ohne Hilfe etwas zu tun
8	**Gefühllosigkeit:** beinhaltet das subjektive Empfinden des verminderten Interesses für die Umgebung oder Aktivitäten, die vorher Freude bereiteten	normales Interesse für die Umgebung oder für andere Menschen	vermindertes Interesse für Aktivitäten, die vorher Freude bereiteten	Verlust des Interesses für die Umgebung, Verlust der Gefühle für Freunde und Angehörige	Erfahrung der Gefühllosigkeit, unfähig Ärger, Trauer, Freude zu empfinden, vollständiger oder als schmerzhaft empfundener Verlust des Gefühls für nahe Verwandte und Freunde

		0 Punkte	2 Punkte	4 Punkte	6 Punkte
9	**pessimistische Gedanken:** beinhaltet Schuldgefühle, Minderwertigkeitsgefühle, Selbstvorwürfe, Versündigungsideen, Reuegefühle und Verarmungsideen	keine pessimistischen Gedanken	zeitweise Gedanken, „versagt zu haben", Selbstvorwürfe und Selbsterniedrigungen	beständige Selbstanklagen, eindeutige, aber logisch noch haltbare Schuld- und Versündigungsideen, zunehmend pessimistisch in Bezug auf die Zukunft	Verarmungswahn, Reuegefühl nicht wiedergutzumachender Sünden und Schuld, Selbstanklagen, die logisch absurd, jedoch unkorrigierbar sind
10	**Selbstmordgedanken:** beinhaltet das Gefühl, das Leben sei nicht mehr lebenswert, der natürliche Tod sei eine Erlösung, Selbstmordgedanken und Vorbereitung zum Selbstmord. Selbstmordversuche sollen die Bewertung nicht direkt beeinflussen	Freude am Leben oder die Ansicht, dass man im Leben die Dinge nehmen muss, wie sie kommen	lebensmüde, nur zeitweise Selbstmordgedanken	lieber tot, Selbstmordgedanken sind häufig, Selbstmord wird als möglicher Ausweg angesehen, jedoch keine genauen Pläne/Absichten	deutliche Selbstmordpläne und -absichten, falls sich eine Gelegenheit bietet, aktive Vorbereitung zum Selbstmord

Beurteilung
Gesamtscore: 0–60 Punkte
keine Depression: 0–6 Punkte
leichte Depression: 7–19 Punkte
mittelgradige Depression: 20–34 Punkte
schwere Depression: $\geq$ 35 Punkte

Montgomery SA, Åsberg M (1979): A new depression scale designed to be sensitive to change. British Journal of Psychiatry, 134:382–89

3 Therapie der Depression

3.1 Behandlungskriterien

Kriterien für die Behandlungsbedürftigkeit in Abgrenzung zur adäquaten Trauer

- Dauer des depressiven Syndroms mehr als zwei Wochen
- starrer Affekt, der auch nicht durch positive Erlebnisse auslenkbar ist
- Gefühl der Gefühllosigkeit (Patienten erleben sich nicht mehr als traurig, sondern als versteinert oder innerlich abgestorben)
- typische Tagesschwankungen mit Morgentief und abendlicher Besserung
- somatische Symptome ohne organische Ursache
- inadäquate Schuldgefühle oder sogar depressiver Wahn
- Suizidalität
- frühere schwere Depressionen
- schwere depressive Erkrankungen in der Familie

Indikationen für die Überweisung zum Facharzt für Psychiatrie/Psychotherapie

- diagnostische Unklarheiten
- psychiatrische Komorbidität (z.B. Sucht, Demenz, Persönlichkeitsstörung)
- schwere depressive Symptomatik
- wahnhafte Depression
- Depression im Rahmen bipolar affektiver Erkrankungen (bipolare Depression)
- Suizidalität
- chronifizierte Depression
- Therapieresistenz (Non-Response auf ein oder zwei adäquat durchgeführte Behandlungsversuche)
- Indikation für eine Psychotherapie oder Betreuungsaufwand, der in einer hausärztlichen Praxis nicht zu leisten ist

Indikationen zur Überweisung in die stationäre psychiatrische Behandlung

- akute Suizidalität oder anderweitige Selbstgefährdung (z.B. Nahrungsverweigerung)
- schwere wahnhafte oder anderweitig psychotische Symptomatik
- depressiver Stupor
- krankheits- oder anderweitig bedingte Unfähigkeit, eine ambulante Behandlung regelmäßig in Anspruch zu nehmen (z.B. aufgrund von Antriebsmangel)
- drohende Verwahrlosung bei Fehlen eines tragfähigen sozialen Netzes
- den Therapieerfolg behindernde äußere Lebensumstände (z.B. schwere familiäre Konflikte)
- ambulante Therapieresistenz

Bschor T, Adli M (2008): Therapie depressiver Erkrankungen. Deutsches Ärzteblatt 105:782-792

3.2 Zeitverlauf der Depressionsbehandlung

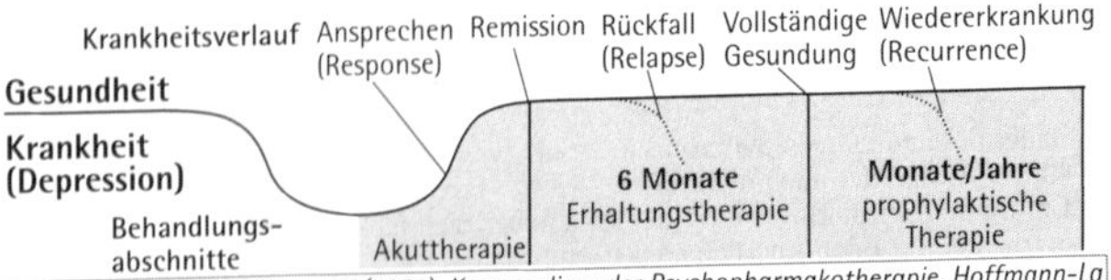

modifiziert nach: Pöldinger, W (1971): Kompendium der Psychopharmakotherapie. Hoffmann-La Roche AG, Grenzach/Baden, S. 116;
Kupfer DJ (1993): Management of recurrent depression. J Clin Psychiatry, 54 (suppl. 2):29-33

3.3 Pharmakotherapie

3.3.1 Akuttherapie und Prophylaxe

	Substanzklasse	Wirkstoff	Dosierung
	Trizyklisches Antidepressivum (Wiederaufnahmehemmung von Serotonin und Noradrenalin)	**Amitriptylin** **Clomipramin** **Doxepin** **Nortriptylin** **Trimipramin**	einschleichend, Zieldosis 150 mg/d
oder	**SSRI** (selektiver Serotonin-Reuptake-Inhibitor)	**Citalopram** **Fluoxetin** **Paroxetin**	20–40 mg/d
		Fluvoxamin **Sertralin**	50–100 mg/d
		Escitalopram	10–20 mg/d
oder	**MAO-Hemmer** Hemmung des Abbaus von Noradrenalin und Serotonin	**Moclobemid**	300–600 mg/d
		Tranyl-cypromin	20–40 mg/d CAVE: tyraminarme Diät!
oder	**α_2-Autorezeptor-Blocker**	**Mirtazapin**	15–45 mg/d
oder	**selektiver Noradrenalin- und Serotonin-Reuptake-Inhibitor**	**Venlafaxin**	150–225 mg/d
		Duloxetin	60 mg/d
oder	**Noradrenalin- und Dopamin-Reuptake-Inhibitor**	**Bupropion**	150–300 mg/d
oder	**Melatoninrezeptoragonist, Serotoninrezeptorantagonist**	**Agomelatin**	25–50 mg/d

Substanzklasse		Wirkstoff	Dosierung
Bei Unwirksamkeit Wechsel auf Antidepressivum anderer Substanzklasse (siehe Stufenplan)			
oder	Lithiumaugmentation	Lithium	siehe Lithiumtherapie (→ **S. 88**)
oder	Elektrokrampftherapie		siehe EKT (→ **S. 53**)
Wahnhafte (psychotische) Depression			
PLUS	hochpotentes Neuroleptikum	Haloperidol Risperidon	2–8 mg/d
Prophylaxe bei monopolarem Verlauf			
	Lithium (1. Wahl)	Lithium	siehe Lithiumtherapie (→ **S. 88**)
oder	Antidepressivum (1. Wahl)	siehe oben	
oder	Antikonvulsivum (2. Wahl)	Carba- mazepin	initial 2 x 300 mg/d; Zielserumspiegel 4–11 mg/l

3.3.2 Einteilung der Antidepressiva

Antidepressiva wurden früher nur bei (endogenen) Depressionen (lat. depressum = niedergeschlagen) eingesetzt, heute jedoch auch bei:
- Angst- und Panikstörungen inklusive Phobien
- Essstörungen
- Zwangsstörungen
- chronischen Schmerzzuständen

Es sind in Deutschland über 30 Wirkstoffe als Antidepressiva zugelassen.
Um die Übersicht zu ermöglichen, werden die Antidepressiva nach ihrer chemischen Struktur bzw. nach ihrer neurochemischen Wirkung eingeteilt:
- tri- und tetrazyklische Antidepressiva
- MAO-Hemmer (Monoaminooxidase-Hemmer)
- SSRI (selektive Serotonin-Wiederaufnahme-Hemmer [-Reuptake-Inhibitoren])
- NARI (selektive Noradrenalin-Wiederaufnahme-Hemmer)
- SNRI (selektive Serotonin- und Noradrenalin-Wiederaufnahme-Hemmer)
- selektive Noradrenalin-Wiederaufnahme-Hemmer
- Autorezeptor-Blocker
- weitere

Trotz dieser Vielzahl der Gruppen ist es erstaunlich, wie viele klinische Gemeinsamkeiten alle Antidepressiva haben:
- Wirklatenz von etwa zwei bis drei Wochen bis zum Eintritt der antidepressiven Wirkung (nur die Nebenwirkungen sind sofort da ...)

- Antidepressiva müssen also mindestens drei Wochen lang regelmäßig genommen werden, bis der Effekt beurteilbar ist.
- Im Fall der Wirkung, muss die Einnahme für mindestens sechs Monate (sogenannter Erhaltungstherapiezeitraum) in unveränderter Dosierung fortgeführt werden, damit es nicht zu einem Frührezidiv kommt.
- Etwa ein Drittel der Patienten spricht nicht auf einen Behandlungsversuch an (Non-Responder-Quote) und bei ca. einem weiteren Drittel kommt es lediglich zu einer Teilresponse; hier lohnt aber ggf. ein Behandlungsversuch mit einem weiteren Antidepressivum
- keine Abhängigkeitsentwicklung
- alle Antidepressiva erhöhen die Serotonin- und/oder Noradrenalinkonzentration im synaptischen Spalt; lediglich in dem Weg, diese Erhöhung zu erzielen, unterscheiden sie sich

Aus dem letztgenannten gemeinsamen neurochemischen Effekt leitete man ab, dass eine Depression vermutlich mit einem (relativen/funktionellen) Mangel an biogenen Aminen (Noradrenalin, Serotonin, evtl. auch Dopamin) einhergeht. Das in der Laienpresse auch gerne als „Glückshormon" bezeichnete Serotonin wirkt anxiolytisch, d.h. angstlösend, während Noradrenalin psychomotorisch aktivierend wirkt.

Exkurs: Der Schweizer Psychiater Kuhn entdeckte 1957 die antidepressive Wirkung des Trizyklikums Imipramin. Die trizyklischen Antidepressiva bestehen biochemisch aus einem Dreierringsystem, deren antidepressive Wirkung umso intensiver ist, je kleiner die Winkel in dem trizyklischen Ringsystem sind.
Die tetrazyklischen Antidepressiva zeichnen sich dementsprechend durch ein Vierringsystem aus. Ebenfalls im Jahre 1957 berichteten die US-Amerikaner Loomer, Saunders und Kline über die antidepressive Wirkung des Monoaminooxidase-(MAO-)hemmers Iproniazid, der eigentlich als Tuberkulostatikum entwickelt worden war.

Trizyklische und tetrazyklische Antidepressiva (NSMRI)

- Sie bewirken die Erhöhung der Serotonin- und Noradrenalinkonzentration im synaptischen Spalt durch eine Hemmung der Wiederaufnahmepumpe. Wenn aufgrund einer neuronalen Erregung der Neurotransmitter (Serotonin oder Noradrenalin) zur Weiterleitung des Reizes in den synaptischen Spalt ausgeschüttet wurde, muss er von dort auch wieder verschwinden, damit es nicht zu einer Dauererregung des postsynaptischen Neurons kommt. Ein wichtiger Weg hierfür ist die präsynaptisch lokalisierte Wiederaufnahmepumpe, die den Neurotransmitter in das präsynaptische Neuron zurückbefördert, wo er im Sinne eines Recyclings zur erneuten Verwendung zur Verfügung steht. Wird diese Pumpe gehemmt, erhöht sich die Neurotransmitterkonzentration im synaptischen Spalt.

- Trizyklische Antidepressiva (TZA) und tetrazyklische Antidepressiva sind aber nicht selektiv, d.h., sie beeinflussen eine Reihe weiterer wichtiger zentralnervöser Neurotransmitter, was man hauptsächlich mit ihren typischen Nebenwirkungen in Verbindung bringt:
  - Blockade der muskarinergen Acetylcholinrezeptoren
  - $Histamin_1$-Rezeptor-Blockade
  - Blockade α_1-adrenerger Rezeptoren
  - Dopamin-Rezeptor-Blockade
  - außerdem können TZA Herzrhythmusstörungen auslösen (Chinidin-artiger Effekt)
- Daher war die Entwicklung selektiver Antidepressiva ab Beginn der 1990er Jahre vor allem ein Fortschritt bezüglich der Verträglichkeit.

MAO-Hemmer

Tranylcypromin: irreversibel, hemmt MAO-A und -B (→ **S. 64**)
Moclobemid: reversibel, hemmt nur MAO-A

- Monoaminooxidase-Hemmer bewirken die Erhöhung der Serotonin- und Noradrenalinkonzentration im synaptischen Spalt durch die Hemmung der präsynaptisch lokalisierten MAO, die beide Neurotransmitter (aber z.B. auch Dopamin und Adrenalin) abbaut (ist präsynaptisch mehr Neurotransmitter vorhanden, kann mehr ausgeschüttet werden).
- Der alte **irreversible** MAO-Hemmer Tranylcypromin spielt heute aufgrund seiner besonders hohen Effektivität eine Rolle in der Behandlung von therapieresistenten Depressionen.
- Irreversibel bedeutet, dass nach einem Absetzen des Medikaments die MAO erst neu synthetisiert werden muss, bis die Pharmakawirkung sistiert (ca. zwei Wochen).
- Bei einer Tranylcyprominbehandlung muss der Patient strikt eine tyraminarme Diät einhalten (Meiden u.a. von reifem Käse, eingelegtem/mariniertem Fisch und Fleisch, Chianti-Rotwein, Avocados, dicken Bohnen), da die Aminosäure Tyramin katecholaminerge Wirkungen (wie Nor-/Adrenalin) hat und normalerweise nach der Aufnahme mit der Nahrung im Rahmen des First-pass-Effekts in der Leber abgebaut wird. Der Abbau erfolgt durch die MAO, die durch Tranylcypromin aber gehemmt ist!
- Bei Missachtung der Diät drohen daher gefährliche Bluthochdruckkrisen. Ansonsten ist Tranylcypromin gut verträglich.
- Der **reversible** MAO-Hemmer Moclobemid hemmt selektiv nur die MAO-A, weshalb keine Diät eingehalten werden muss (die MAO-B kann weiterhin Tyramin abbauen). Er hat allerdings nicht die gleiche Effektivität bei therapieresistenten Depressionen wie Tranylcypromin.

Selektive Serotonin-Wiederaufnahme-Hemmer (SSRI)

- Sie hemmen wie die TZA die Serotonin-, aber nicht die Noradrenalin-Wiederaufnahme-Pumpe. Da sie andere Neurotransmitter im Wesentlichen unbeeinflusst lassen („selektiv"), sind sie besser verträglich.
- Ihre Nebenwirkungen sind direkt durch die Serotoninverstärkung bedingt: Übelkeit, evtl. dadurch Gewichtsabnahme sowie sexuelle Störungen; ferner eine gewisse Erhöhung der Blutungsneigung (auch in den Thrombozyten wird die Serotoninwiederaufnahme gehemmt, was deren Funktion beeinträchtigt) und selten eine Hyponatriämie (Syndrom der inadäquaten ADH-Sekretion, SIADH).
- Gerade Fluoxetin erfreute sich in den USA unter dem Namen „Prozac" großer Beliebtheit; auch bei Schülern mit Konzentrationsschwäche oder „undisziplinierten Hausfrauen". Letztere greifen bei diesem Psychopharmakon auch deshalb gerne zu, da es bei Prozac zu keiner Zunahme des Körpergewichts kommt. Vor wenigen Jahren warnte die Food and Drug Administration (FDA, US-Zulassungsbehörde) allerdings vor einem Einsatz bei Teenagern, da es insbesondere durch die SSRI zu erhöhten Suizidraten in dieser Altersgruppe gekommen sein soll.

Selektive Noradrenalin-Wiederaufnahme-Hemmer (NARI)

- Das einzige Antidepressivum, das weitgehend selektiv die Noradrenalin-Wiederaufnahme-Pumpe hemmt, ist Reboxetin.
- Nebenwirkungen sind durch die Noradrenalinverstärkung bedingt: Mundtrockenheit, Obstipation, Schwitzen, Unruhe, Tremor, Tachykardie.
- Zuletzt verdichteten sich Hinweise, dass Reboxetin ein besonders ungünstiges Wirkungs-Nebenwirkungs-Verhältnis besitzt.

Selektive Serotonin- und Noradrenalin-Wiederaufnahme-Hemmer (SNRI)

- Sie werden entweder als SNRI oder auch als SSNRI bezeichnet.
- SNRI hemmen selektiv die Serotonin- und Noradrenalin-Wiederaufnahme-Pumpe.
- In Deutschland sind die SNRI Venlafaxin und Duloxetin zugelassen, in Österreich auch Milnacipran.
- Wegen ihrer selektiven Wirkung sind sie besser verträglich als nicht selektive Antidepressiva. SNRI sedieren nicht und sind gewichtsneutral.
- Ihr Nebenwirkungsprofil entspricht denen der SSRIs und der NARI, wie Übelkeit, Appetitlosigkeit, bei einigen Patienten Blutdruckerhöhung sowie gelegentliches Schwitzen.
- Venlafaxin ist nicht nur zur Akuttherapie, sondern auch zur Rezidivprophylaxe unipolar rezidivierender Depressionen zugelassen.

Weitere

- In Deutschland weit verbreitet ist Mirtazapin, auch unpraktischerweise einer eigenen Gruppe zugeordnet- **„Noradrenerg und spezifisch serotonerg wirkende Antidepressiva" (NaSSA)**, das sich eines weiteren Mechanimus zur Erhöhung der Serotonin- und Noradrenalinkonzentration im synaptischen Spalt bedient:
  Es blockt, wie auch das Antidepressivum Mianserin, den präsynaptischen Autorezeptor, der im Sinne einer negativen Rückkoppelung die weitere Ausschüttung der Neurotransmitter bremst, wenn bereits viel Neurotransmitter im synaptischen Spalt vorhanden ist. Hauptnebenwirkung von Mirtazapin und Mianserin: Müdigkeit, da auch Histaminrezeptoren blockiert werden (bei Schlafstörungen im Rahmen der Depression z.T. erwünscht).
- Bupropion ist ein selektiver Hemmer der Noradrenalin- und Dopaminwiederaufnahme. Neben Nebenwirkungen wie bei NARI muss beachtet werden, dass es wegen einer Senkung der Krampfschwelle nicht bei Patienten mit Krampfanfällen in der Vorgeschichte gegeben werden darf.
- Agomelatin ist ein Hemmer eines Subtyps postsynaptischer Serotoninrezeptoren, der 5-HT2C-Rezeptoren, deren Hemmung zu anxiolytischen und antidepressiven Effekten führt. Außerdem wirkt es agonistisch an Melatonin-1- und -2-Rezeptoren, wovon eine günstige Beeinflussung des Schlafs erwartet wird.

Johanniskraut

- Johanniskraut (lat. Hypericum perforatum, Hauptwirkstoffe: Hypericin und Hyperforin) ist ein schwach wirksames, weit verbreitetes pflanzliches Antidepressivum.
- Es existieren sehr viele Johanniskraut-Präparate in höchst unterschiedlicher Zusammensetzung und Konzentration auf dem Markt (in Deutschland über 40 Präparate).
- Die Wirkstoffkonzentration ist in den Präparaten oft nicht ausreichend standardisiert; viele der unzähligen Präparate sind zudem erheblich unterdosiert.
- Wirksamkeit nur für leichte und mittelschwere Depressionen belegt, Datenlage zur Wirksamkeit insgesamt uneindeutig.
- Entgegen der landläufigen Meinung (natürlich gewachsen = ungefährlich [wie der Knollenblätterpilz belegt]) hat Johanniskraut Nebenwirkungen (z.B. Erhöhung der Lichtempfindlichkeit der Haut) und ein erhebliches Interaktionspotential, da Johanniskraut als Induktor von Isoenzymen des Cytochrom-P450-Systems zu relevanter Wirkabschwächung zahlreicher Pharmaka führen kann, darunter z.B.: orale Kontrazeptiva, Antikoagulanzien, Digoxin, Theophyllin, andere Antidepressiva, Ciclosporin und HIV-Mittel.
  Beim Absetzen von Johanniskraut kommt es dementsprechend zu einem Anstieg der Serumkonzentrationen der genannten Pharmaka.

3.3.3 Dosierung und unerwünschte Arzneimittelwirkung

	Wirkstoff	Startdosis (mg/d)	Standarddosis (mg/d)	*Hochdosis (mg/d)	unerwünschte Arzneimittelwirkung				
					Sedierung	**anticholin. Wirkung	Übelkeit	Schlafstörung	Dysorthostase
NSMRI (Trizyklika)	Amitriptylin	25-50	150	300	+++	+++	0	0	+++
	Clomipramin	25	150	300	+	+++	0	++	+++
	Desipramin	25-50	150	300	(+)	+	0	(+)	++
	Doxepin	25-50	150	300	+++	++	0	0	+++
	Imipramin	25-50	150	300	+	++	0	(+)	+++
	Nortriptylin	25	150	300	+	+	0	0	++
	Trimipramin	25-50	150	300	+++	++	0	0	+++
	Opipramol	25-50	150	300	++	++	+	0	+
Tetrazyklika	Maprotilin	25-50	150	300	++	++	0	0	++
MAOI	Tranylcypromin	10	30	80	(+)	(+)	(+)	+	+
	Moclobemid	150	300-600	900	(+)	(+)	(+)	+	0
SNRI	Venlafaxin	75	150-225	375	(+)	0	++	+	0
	Duloxetin	60	60	120	(+)	0	++	(+)	0
SSRI	Citalopram	10-20	20-40	nicht sinnvoll	0	0	++	+	0
	Escitalopram	10	10-20		0	0	++	+	0
	Fluoxetin	20	20-40		0	0	++	++	0
	Fluvoxamin	50	50-150		+	0	++	+	0
	Paroxetin	10-20	20-60		+	+	++	+	0
	Sertralin	50	50-100		(+)	(+)	++	++	0
NARI	Reboxetin	8	8	10	0	+	(+)	+	(+)
NaSSA	Mirtazapin	15	15-45	80	++	+	0	0	(+)
atypische Antidepressiva	Mianserin	30	60-120	180	+++	(+)	0	0	+
	Trazodon	50-100	200-400	600	+++	0	+	0	+++
	Agomelatin	25	25-50	-	0	0	0	0	0
DNRI	Bupropion	150	150-300	450	0	0	(+)	+++	0

***Hochdosis** erfordert engmaschige und evtl. stationäre Überwachung; die Hochdosis liegt z.T. außerhalb der Zulassung des Medikaments; ****anticholinerge Wirkung:** z.B. Mundtrockenheit, Obstipation, Akkomodationsstörung, Harnverhalt, Delir

NSMRI = nichtselektive Monoamin-Reuptake-Inhibitoren, **MAOI** = Monoaminooxidase-Inhibitoren, **SNRI** = Serotonin-Noradrenalin-Reuptake-Inhibitoren, **SSRI** = selektive Serotonin-Reuptake-Inhibitoren, **NaSSA** = noradrenerge und spezifisch serotonerge Antidepressiva, **NARI** = Noradrenalin-Reuptake-Inhibitoren, **DNRI** = Dopamin-Noradrenalin-Reuptake-Inhibitoren

3.3.4 Therapeutisches Drug-Monitoring und Blutspiegel

	Wirkstoff	Blutspiegel		
		Tage bis Steady State	Blutspiegel (ng/ml)	**Aussagekraft des Spiegels
NSMRI (Trizyklika)	Amitriptylin	5	*80-200	1
	Clomipramin	6	*30-130	1
	Desipramin	4	100-300	2
	Doxepin	8	*50-150	3
	Imipramin	4	*175-300	1
	Nortriptylin	5	70-170	1
	Trimipramin	4	150-350	3
	Opipramol			5
Tetrazyklika	Maprotilin	7	125-200	3
MAOI (MAO-Hemmer)	Tranylcypromin			5
	Moclobemid	4	300-1000	4
SNRI	Venlafaxin	3	*195-400	2
	Duloxetin	3	20-80	4
SSRI	Citalopram	6	30-130	3
	Escitalopram	6	15-80	4
	Fluoxetin	56	*120-300	3
	Fluvoxamin	4	150-300	4
	Paroxetin	4	70-120	3
	Sertralin	5	10-50	3
NARI	Reboxetin	4	10-100	4
NaSSA	Mirtazapin	5	40-80	3
atypische Antidepressiva	Mianserin	6	15-70	3
	Trazodon	2	650-1500	3
	Agomelatin			5
DNRI	Bupropion	8	25	4

* Summe aus Muttersubstanz und aktivem Metaboliten; ** **Aussagekraft:** 1 = sehr hoch, 2 = hoch, 3 = vorhanden, 4 = evtl. vorhanden, 5 = nicht vorhanden

NSMRI = nichtselektive Monoamin-Reuptake-Inhibitoren, **MAOI** = Monoaminooxidase-Inhibitoren, **SNRI** = Serotonin-Noradrenalin-Reuptake-Inhibitoren, **SSRI** = selektive Serotonin-Reuptake-Inhibitoren, **NaSSA** = noradrenerge und spezifisch serotonerge Antidepressiva, **NARI** = Noradrenalin-Reuptake-Inhibitoren, **DNRI** = Dopamin-Noradrenalin-Reuptake-Inhibitoren

Hiemke C (2005): Therapeutisches Drug Monitoring. Psychopharmakotherapie 12:166–182

3.3.5 Neurochemisches Profil

	Wirkstoff	Neurotransmitterverstärkung			Rezeptoraffinität			
		NA	5-HT	Selektivität	m-Ach	H_1	α_1	D_2
NSMRI (Trizyklika)	Amitriptylin	++	+	NA > 5-HT	+++	+++	++	(+)
	Clomipramin	++	+++	NA < 5-HT	++	+	++	+
	Desipramin	+++	(+)	NA > 5-HT	+	(+)	+	0
	Doxepin	++	(+)	NA > 5-HT	++	+++	++	0
	Imipramin	++	++	NA > 5-HT	++	+	++	0
	Nortriptylin	+++	(+)	NA > 5-HT	+	+	++	0
	Trimipramin	(+)	(+)	NA > 5-HT	++	+++	++	+
	Opipramol	Sigma-Rezeptor-Ligand			+	+++	+	0
Tetrazyklika	Maprotilin	+++	0	NA > 5-HT	+	++	++	(+)
SNRI	Venlafaxin	+	++	NA < 5-HT	0	0	0	0
	Duloxetin	++	++	NA = 5-HT	0	0	0	(+)
SSRI	Citalopram	(+)	+++	NA < 5-HT	(+)	0	0	0
	Escitalopram	(+)	+++	NA < 5-HT	(+)	0	0	0
	Fluoxetin	(+)	+++	NA < 5-HT	(+)	0	0	0
	Fluvoxamin	(+)	+++	NA < 5-HT	(+)	0	0	0
	Paroxetin	+	+++	NA < 5-HT	+	0	0	0
	Sertralin	(+)	+++	NA < 5-HT	(+)	0	(+)	(+)
NARI	Reboxetin	+++	0	NA > 5-HT	0	0	0	0
NaSSA	Mirtazapin	++	++	NA = 5-HT	(+)	+++	(+)	0
atypische Antidepressiva	Mianserin	++	+	NA > 5-HT	0	++	+	+
	*Trazodon	0	(+)	NA < 5-HT	0	(+)	++	0
	*Agomelatin	0	***(+)		0	0	0	0
DNRI	Bupropion	++	**(+)	NA > 5-HT	0	(+)	0	0
MAOI	Tranylcypromin		irreversible MAO-A- und -B-Inhibition					
	Moclobemid		reversible MAO-A-Inhibition					

* vermuteter Wirkmechanismus: Blockade zentraler postsynaptischer 5-HT-Rezeptoren
**aber Dopamin +++
***zusätzlicher Agonismus an Melatonin-1- und -2-Rezeptoren
NSMRI = nichtselektive Monoamin-Reuptake-Inhibitoren, **MAOI** = Monoaminooxidase-Inhibitoren, **SNRI** = Serotonin-Noradrenalin-Reuptake-Inhibitoren, **SSRI** = selektive Serotonin-Reuptake-Inhibitoren, **NaSSA** = noradrenerge und spezifisch serotonerge Antidepressiva, **NARI** = Noradrenalin-Reuptake-Inhibitoren, **DNRI** = Dopamin-Noradrenalin-Reuptake-Inhibitoren; **5-HT** = Serotonin, **NA** = Noradrenalin, **m-Ach** = muskarinerger Acetylcholinrezeptor, $\mathbf{H_1}$ = Histamin$_1$-Rezeptor, α_1 = α_1-adrenerger Rezeptor, $\mathbf{D_2}$ = Dopamin-D_2-Rezeptoren

3.3.6 Wirkmechanismen am Rezeptor

Wirkort	molekulare Wirkung	klinische Wirkung
Serotonin-Wiederaufnahme-Pumpe	Hemmung	antidepressiver Effekt; Unruhe, Agitation, evtl. Suizidalitätsinduktion, Übelkeit, Appetit ↓, Gewicht ↓ und andere gastrointestinale Symptome, sexuelle Störungen
Noradrenalin-Wiederaufnahme-Pumpe	Hemmung	antidepressiver Effekt; Tachykardie, Blutdruckanstieg, Unruhe, Agitation, Tremor, Schwitzen, Mundtrockenheit
muskarinerge Acetylcholin-Rezeptoren	Blockade	Mundtrockenheit, Obstipation, Harnverhalt, Akkomodationsstörungen, Erhöhung des Augeninnendrucks, anticholinerges Delir
Histamin-1-Rezeptoren	Blockade	Müdigkeit, Gewichtszunahme
Noradrenalin: α_1-adrenerge Rezeptoren	Blockade	Dysorthostase, Reflextachykardie
Dopamin-Rezeptoren	Blockade	extrapyramidal-motorische NW (z.B. Parkinsonoid), Prolaktinanstieg, Libidoverlust
Serotonin-2-Rezeptoren (5-HT2-Rezeptoren)	Blockade	Anxiolyse; Gewichtszunahme, Müdigkeit
Melatonin-1- u. -2-Rez.	Agonismus	Schlafförderung

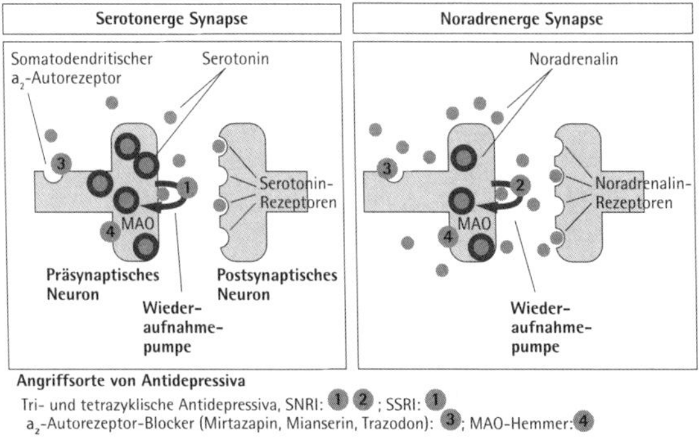

Abb. 3: Wirkungen verschiedener Antidepressiva an der Synapse

3.3.7 Empfohlene Untersuchungen bei Antidepressiva-Behandlung

Behandlungsphase	Kontrolluntersuchung
vor Beginn der Pharmakotherapie	Blutbild und Transaminasen; **bei Trizyklika** auch EKG; **bei Trizyklika, Tranylcypromin und SNRI** Blutdruckkontrolle
wöchentlich in den ersten 4 Wochen der Akuttherapie	Kontaktaufnahme mit dem Patienten: Verträglichkeit? Bedenken?
nach 2–4 Wochen	Blutbild und Transaminasen **bei Trizyklika und SNRI** Blutdruck und EKG, ebenso nach jeder Dosiserhöhung; **bei Tranylcypromin** Blutdruckkontrolle engmaschig; **bei SSRI, SNRI** Elektrolytkontrolle wegen Gefahr der Hyponatriämie
nach 3–4 Wochen	Evaluation des Therapieerfolgs; Entscheidung: Fortführung oder Änderung der Behandlung?
nach 3 Monaten und jeweils halbjährlich	Blutbild und Transaminasen **bei Trizyklika und SNRI** Blutdruck und EKG, ebenso nach jeder Dosiserhöhung; **bei Tranylcypromin** Blutdruckkontrolle engmaschig; **bei SSRI, SNRI** Elektrolytkontrolle wegen Gefahr der Hyponatriämie

3.3.8 Cytochrom-P450-System-Interaktionen von Antidepressiva und anderen ausgewählten Pharmaka

Isoenzym	CYP1A2	CYP2C9	CYP2C19	CYP2D6	CYP3A3/4
*Anteil	13 %	?	20 %	2 %	30 %
***Polym.	nein	ja, selten	ja, 3–5 %	ja, 5–10 %	nein
Substrate	**Fluvoxamin** **Amitriptylin** **Clomi-pramin** **Imipramin** **Duloxetin** Clozapin Olanzapin Theophyllin Propanolol	**Fluoxetin** **Ami-triptylin** Phenytoin	Citalopram **Amitriptylin** **Clomipramin** **Imipramin** **Moclobemid** Diazepam	**Fluoxetin** **Fluvoxamin** **Paroxetin** **Amitriptylin** **Clomipramin** **Imipramin** **Desipramin** **Nortriptylin** **Mirtazapin** **Venlafaxin** **Duloxetin** **Trazodon** Risperidon Olanzapin Sertindol Aripiprazol Betablocker	**Sertralin** **Amitriptylin** **Clomipramin** **Imipramin** **Mirtazapin** **Trazodon** Buspiron Quetiapin Ziprasidon Pimozid Risperidon diverse Ben-zodiazepine Dexamethason Östrogene
Inhibi-toren	**Fluvoxamin** Cimetidin Cipro-floxacin	Fluconazol Amiodaron	**Fluoxetin** **Fluvoxamin** **Tranyl-cypromin** Topiramat Ketoconazol Cimetidin Omeprazol	**Paroxetin** **Fluoxetin** **(Sertralin)** **(Citalopram)** **(Moclo-bemid)** **Bupropion** **Duloxetin** (Cimetidin) (Amiodaron)	**Fluvoxamin** ****Norfluoxetin** Erythromycin Clarithromycin Telithromycin Ketoconazol Itraconazol Fluconazol Dexamethason Verapamil Grapefruitsaft
Induk-toren	Rauchen Broccoli	Rauchen?	Rauchen Rifampicin Carbamazepin	Carbamazepin Rauchen? Dexamethason	**Joh.-kraut** Carbamazepin Rauchen

*geschätzte Anteile an der gesamten CYP-Menge der Leber

**Norfluoxetin = aktiver Metabolit von Fluoxetin

***Polymorphismus: genetisch bedingte Hypo- bzw. Hyperaktivität

3.3.9 Empfehlungen zur Dosisanpassung bei Poor/Ultra rapid Metabolizern

Wirkstoff	Erhal-tung/ Beginn	Normaldosis (in mg)	UM* (% der Normal-dosis)	EM (% der Normal-dosis)	IM (% der Normal-dosis)	PM (% der Normal-dosis)
CYP2D6-abhängig						
Amitriptylin	E	150 (50–150)		120	(90)	50
	B	50 (50–150)		120	80	70
Clomipramin	E	150 (100–200)		120	(90)	60
	B	50 (50–75)		120	(90)	60
Desipramin	E	150 (10–100)		130	30	30
	B	50 (10–100)	260	130	80	20
Fluoxetin	B	20 (20–60)		110	(90)	70
Fluvoxamin	E	100		110	100	90
	B	50		120	(90)	60
Imipramin	E	150 (25–100)		130	(80)	30
	B	50 (25–100)		110	100	60
Maprotilin	E	150 (100–150)		130	(80)	40
Mianserin	E	60 (30–70)		110	90	70
	B	30 (30–70)	300	110	(90)	70
Nortriptylin	E	150 (25–150)		120	90	50
	B	50 (25–150)	230		70	50
Paroxetin	E	20 (30)		140	(90)	70
	B	20 (30)			(70)	20
Venlafaxin	E	150 (20–225)		110	(80)	20
CYP2C19-abhängig						
Amitriptylin	E	150 (50–150)		130	(80)	60
Citalopram	E	20 (40)		130	(80)	60
Clomipramin	B	50 (100–200)		110	(90)	70
Imipramin	E	150 (25–100)		100	(80)	60
	B	50 (25–100)		100	(90)	70
Moclobemid	E	600 (300–600)		100	(80)	60
	B	300 (300–600)		110	(80)	40
Trimipramin	E	150 (300)		110	(70)	40

Normaldosis: für Patienten in stationärer Therapie verordnete Dosierungen ohne Beachtung von CYP-Polymorphismen nach Empfehlung des Herstellers. In Klammern wird der in pharmakogenetischen Studien verwendete Dosisbereich aufgeführt.

E: Dosisempfehlung bei Erhaltungstherapie; **B:** Dosisempfehlung bei Therapiebeginn und Erstgabe; **UM:** Ultrarapid Metabolizer, extrem schneller Metabolisierer, *Empfehlungen basieren auf Einzelfallberichten, **EM:** Extensive Metabolizer, schneller Metabolisierer, **IM:** Intermediate Metabolizer, mittelgradiger Metabolisierer, in Klammern angegebene Dosisempfehlungen sind rechnerisch ermittelte Angaben ohne klinische Bestätigung, **PM:** Poor Metabolizer, langsamer Metabolisierer

Kirchheiner et al. (2001): Acta Psychiatr Scand 104:173–192

3.4 Psychotherapie der Depression

3.4.1 Grundprinzipien

- Psychotherapie ist ein interaktiver Prozess zwischen Therapeut und Patient, um mit verbalen und nonverbalen Mitteln psychische oder psychosomatische Störungen zu beheben oder zu lindern.
- Das in der Arzt-Patienten-Beziehung möglichst gemeinsam zu erarbeitende Ziel ist die Symptomminimierung bzw. die Strukturveränderung der Persönlichkeit des Patienten.
- Psychotherapie und andere Therapieverfahren bei Depressionen führen über unterschiedliche Wege und Mediatoren zum Behandlungserfolg.
- Letztlich bewirken alle Zugänge jedoch ähnliche psychobiologische Veränderungen.
- Die Wirkmechanismen sind weitgehend unklar.

Psychotherapeutische Komponenten ärztlicher Depressionsbehandlung auch außerhalb spezifischer Psychotherapieverfahren

- Information zum Krankheitsbild, Begründung liefern zu Entstehungs- und Bedingungsfaktoren
- Ziele konkret formulieren
- Plan und Struktur der Behandlung transparent machen
- aktuelle Probleme lösen bzw. bewältigen
- gestuftes, nicht überforderndes Vorgehen
- Anwendung des Erarbeiteten außerhalb der Therapie
- aktive und direktive Therapeuten

Gemeinsame, unspezifische Wirkfaktoren verschiedener Psychotherapieverfahren, aber auch ärztlicher Behandlung außerhalb einer spezifischen Psychotherapie

- systematisch gestaltete therapeutische Beziehung
- akzeptierende, offene, aktiv zuhörende und emphatisch-einfühlende Arbeitsbeziehung
- Arzt/Ärztin bzw. Therapeut/in stellen ein „therapeutisches Agens" von erheblicher Wirkstärke dar, das keinesfalls unterschätzt werden sollte
- Ressourcenaktivierung: Identifizierung und Stärken der vorhandenen Fähigkeiten des Patienten
- Problemaktualisierung: gezielte Adressierung besonderer Konfliktbereiche
- Problembewältigung: Unterstützung des Patienten mit emotionalen, kognitiven oder aktiv handelnden Lösungsstrategien
- motivationale Klärung: Erkennen problematischer Erlebens- und Verhaltensweisen und dysfunktionaler Kognitionen
- wie in der Pharmakotherapie regelmäßiges Prüfen auf Nebenwirkungen sowie nach ausreichender Behandlungsdauer auf Wirksamkeit
- mögliche Settingformen: ambulant oder stationär; einzeln oder in Gruppen; mit oder ohne Einbezug der Angehörigen

Die verschiedenen Psychotherapieschulen

- Es gibt verschiedene Psychotherapieverfahren bzw. -schulen, die von z. T. unterschiedlichen Vorstellungen über die Genese psychischer Erkrankungen ausgehen.
- Die beiden am weitesten verbreiteten Verfahren sind:
  - die Psychoanalyse (und die aus ihr abgeleitete tiefenpsychologisch fundierte Psychotherapie) und
  - die Verhaltenstherapie.
- Die Entwicklung geht aber dahin, die verschiedenen Formen indikationsbezogen und auf den individuellen Patienten abgestimmt zu kombinieren und den alten, vorwiegend ideologisch geprägten Schulenstreit zu überwinden.
- Weitere wichtige Verfahren zur Behandlung affektiver Erkrankungen:
  - interpersonelle Psychotherapie
  - systemische Psychotherapie (z.B. Familientherapie)
  - verbal orientierte Gesprächstherapie
  - Entspannungsverfahren (autogenes Training, progressive Muskelentspannung, Hypnose)
  - körperorientierte Therapieverfahren (Bewegungstherapie)

Als sogenannte Richtlinienverfahren werden in Deutschland von den gesetzlichen Krankenversicherungen im ambulanten Bereich Verhaltenstherapie, tiefenpsychologisch fundierte und psychoanalytische Psychotherapie bezahlt.

3.4.2 Psychoanalytische/psychodynamische Therapie

Psychoanalytisches Störungsmodell

- Nach dem psychoanalytischen (psychodynamischen) Modell ist der Kern einer neurotischen Störung die Unvereinbarkeit zweier vitaler Interessen, also ein Konflikt.
- Kann ein solcher Triebkonflikt - nach Freud meist die Libido betreffend - nicht befriedigend gelöst werden, setzt der Patient unbewusst (!) in der Krankheitssymptomatik einen Teil des verdrängten Triebwunsches durch und erzielt so einen primären Krankheitsgewinn (endogener Vorteil).
- Der sekundäre Krankheitsgewinn beschreibt exogene Vorteile, die der Patient von seiner Außenwelt wegen der Krankheit bekommt, z.B. Rente, Zuneigung etc.
- Hintergrund von Triebkonflikten ist zumeist der Widerspruch zwischen den Bestrebungen des Es (innere Repräsentanz unserer Triebe, z.B. Libido, orale Befriedigung: „Ich will den ganzen Kuchen alleine fressen") und des Über-Ichs (internalisierte soziale Normen, Gewissen: „Du musst den Kuchen mit allen gerecht teilen"), bei denen das Ich vermittelt (Drei-Instanzen-Lehre der Persönlichkeit nach Freud).
- Psychische (neurotische) Störungen können auch resultieren, wenn die jeweils alterstypischen Entwicklungsherausforderungen und Konflikte in den kindlichen Entwicklungsphasen nicht befriedigend gelöst wurden. Der Betroffene entwickelt dann eine unbewusste Fixierung auf dieser Entwicklungsstufe und den in ihr vorherrschenden Konflikt. Im Erwachsenenalter zeigt sich dies dann durch Symptome oder psychische Erkrankungen.

Psychoanalytisches Modell der Entwicklungsphasen

Phase	Alter (Lj.)	Erleben
orale Phase	1. (0–1 J.)	Wahrnehmung, Differenzierung von Selbst/Nichtselbst, Urvertrauen, Inbesitznahme der Welt mit dem Mund, Nahrungsaufnahme, „Fremdeln"/Trennungstoleranz, Frustrationstoleranz
anale Phase	2. + 3.	Erlernen von Fremd- und Selbstbestimmung, Machtkämpfe mit den Eltern („Trotzphase"), Entdeckung der Autonomie am Beispiel der Stuhl- und Harnausscheidung, Lustempfinden an Ausscheidungsorganen/-prozessen, Ordnung (Sauberkeit), Unordnung
ödipale Phase (phallische Phase)	4.–6.	Entdecken der Geschlechterunterschiede, Lösung des Ödipuskomplexes: Kind identifiziert sich mit gleichgeschlechtlichem Elternteil (und der eigenen Geschlechtsidentität); bei Komplikation = Ödipuskomplex (s.u.)
Latenzphase	6.–10.	weiterer Wissenserwerb, Ich-Weiterentwicklung
genitale Phase	11.–16.	Autonomiebedürfnis, Entwicklung der reiferen Sexualität
Adoleszenz	17.–30.	Weiterentwicklung

Ödipuskomplex: Freud bezog sich 1910 auf die griechische Mythologie, in der Ödipus „unwissentlich" den Vater ermordete und seine Mutter heiratete.
Nach Freud wirbt der Junge in der ödipalen Entwicklungsphase um die Mutter und hasst den als Konkurrenten angesehenen Vater (bei Mädchen andersherum). Das Kind muss – modern ausgedrückt – im Rahmen einer „Triangulierung" lernen, zwei oder mehrere Personen zu akzeptieren, ohne dass sie sich gegenseitig ausschließen. Beim positiven Ödipuskomplex entwickelt das Kind Eifersuchts- und Konkurrenzgefühle gegenüber dem gleichgeschlechtlichen Elternteil bei Zuneigung zum andersgeschlechtlichen Elternteil (negativer Ödipuskomplex = umgekehrt; Elektrakomplex = weiblicher Ödipuskomplex).

- Eine Störung der alterstypischen Entwicklung kann z. B. durch zu rigides elterliches Verhalten resultieren (z. B. Unterdrückung jeder Autonomiebestrebung in der analen Phase) oder durch ungünstige Entwicklungskonstellationen (wechselnde Bezugspersonen im 1. Lebensjahr erschweren die Entwicklung von Urvertrauen; Fehlen des gleichgeschlechtlichen Elternteils erschwert die Lösung des Ödipuskomplexes und die Identifikation mit dem eigenen Geschlecht etc.).
- Stärker als in anderen Psychotherapieformen wird die Therapeut-Patienten-Beziehung selbst zum Gegenstand der Behandlung, da sich die typischen Beziehungsmuster und Ängste des Patienten auch in dieser Beziehung wiederfinden und dort bearbeiten lassen.
- Die Entstehung depressiver Neurosen wird insbesondere mit Störungen in der oralen Phase (1. Lebensjahr) in Verbindung gebracht. Bei depressiven Menschen finden sich insbesondere Beziehungsunsicherheiten und ein negativer Bindungsstil mit einer erhöhten Verletzlichkeit gegenüber Verlusterlebnissen und Kränkungen.

Abwehrmechanismen

Abwehrmechanismen sind unverzichtbare psychische Strategien, um im Leben zurechtzukommen (wir alle verdrängen die Endlichkeit unseres eigenen Lebens), und sind u. a. eine Lösung bei prinzipiell unvereinbaren Bestrebungen und nicht per se pathologisch.

Abwehrmechanismen	
Affektisolierung	Trennung des Affekts von der Vorstellung (Weinen bei anderer Gelegenheit).
Delegation	Unbewusste Wünsche (der Eltern) werden an andere (ihre Wunderkinder) weitergegeben.
Identifikation	Attribute eines anderen werden ins eigene Ich übernommen.
Introjektion	Wie Identifikation, betrifft aber viele Attribute (z. B. Verinnerlichung des Vaterbildes zur Lösung des Ödipuskomplexes).

Abwehrmechanismen	
Konversion	Unakzeptable Impulse werden in körperliche Symbole umgesetzt (Waschzwang bei Versündigungsgedanken).
Kollusion	„Unbewusstes" Zusammenspiel in Partnerbeziehungen; die Partnerwahl wird von unbewältigten, existentiellen Grundkonflikten bestimmt: Gegensätze ziehen sich an.
Projektion	Eigene Impulse und Vorstellungen werden auf andere projiziert (man sieht den Splitter im Auge des anderen, aber den Balken im eigenen Auge nicht).
Rationalisierung	Intellektualisierte Scheinbegründung (Fuchs über die zu hoch hängenden Trauben: „Sie waren sowieso sauer").
Reaktions-bildung	Wendung des Impulses ins Gegenteil (Feindlichkeit zu Freundlichkeit).
Regression	Rückzug auf eine frühere Entwicklungsvorstufe.
Ungeschehen-machen	Unbewusste oder bewusste Schuldgefühle sollen durch magische Handlungen (z.B. Zwangssymptome) aufgehoben werden.
Verdrängung	Nach Freud wird der Triebanspruch ins Unbewusste verdrängt, bleibt dort aber wirksam. Gegen das Wiederbewusstwerden besteht ein Widerstand; die Psychoanalyse versucht diesen Widerstand zu überwinden.
Verleugnung	Unangenehmes wird geleugnet.
Verschiebung	Ein Triebziel wird durch ein ähnliches, eher harmloseres oder sozial akzeptierteres, ersetzt; auch Sublimierung genannt, z.B. bei kultureller Leistung.
Vermeidung	Sich an den Schreibtisch zu setzen ...

Psychoanalytische Therapie, Psychoanalyse

- Von **Sigmund Freud** (1853–1939) begründet. Ziel der Psychoanalyse ist es, unbewusste Konflikte bewusstzumachen und diese in der Psychotherapie „durchzuarbeiten". Der Bewusstwerdung wird bei konflikthafter neurotischer Verarbeitung aber ein Widerstand entgegengesetzt.
- Therapeutische Mittel, um an Inhalte des Unbewussten heranzukommen, sind die freie Assoziation (Patient wird in der Psychoanalyse aufgefordert, dem spontanen Gedankenfluss freien Lauf zu lassen; gefördert durch die liegende Position des Patienten ohne Sichtkontakt zum Therapeuten) sowie die Interpretationen von Träumen und „Freud'schen" Fehlleistungen (z.B. Versprechern, die nach Freud Ausdruck von verdrängten Triebwünschen sind).

- Der Patient entwickelt zum Therapeuten eine **Übertragung** (erleichtert, da Therapeut nicht sichtbar hinter der Couch sitzt), d.h., er erlebt den Therapeuten emotional wie eine früher wichtige Bezugsperson (Vater oder Mutter). Zugleich bildet sich eine **Regression** aus (durch die liegende Position des Patienten gefördert), d.h., der Patient begibt sich während der Therapiestunde in seinem inneren Erleben zurück in frühere (kindliche) Lebensabschnitte. Beides, Übertragung und Regression, sind therapeutisch gewünscht, bieten sie doch die einmalige Chance, frühere ungünstige Beziehungsmuster und Erlebnisse noch einmal neu zu durchleben und zu einem (innerlich) befriedigenderem Ausgang zu führen.
- Als **Gegenübertragung** bezeichnet man die Emotionen (positive und negative), die der Therapeut für den Patienten entwickelt. Der Therapeut muss sie erkennen, damit sie nicht ungünstig die Therapie beeinflussen. Außerdem liefert die Gegenübertragung wichtige diagnostische Erkenntnisse.
- Voraussetzung für eine derartige aufdeckende Psychotherapie sind Introspektionsfähigkeit, Motivation und eine gewisse Intelligenz des Patienten. Therapieindikation sind Neurosen (Phobien und andere Angsterkrankungen, neurotisch/lebensgeschichtlich bedingte Depressionen, Zwangsstörungen).
- Eine klassische Psychoanalyse findet mehrmals pro Woche für jeweils 50 Minuten in dem bereits erwähnten Setting statt (Patient liegt auf der Couch, Therapeut sitzt hinter dem Kopfende) und ist in der Regel auf mehrere hundert Stunden angelegt. Wichtig hierbei ist ebenfalls die Abstinenzregel, in der sich der Patient verpflichtet, keine andere Therapie begleitend zu machen.
  Der Therapeut unterhält im Gegenzug keine Kontakte zum Patienten oder dessen Angehörigen außerhalb der Therapie und enthält sich eigener emotionaler oder Meinungsäußerungen.
- Bei depressiven Menschen finden sich insbesondere Beziehungsunsicherheiten und ein negativer Bindungsstil mit einer erhöhten Verletzlichkeit gegenüber Verlusterlebnissen und Kränkungen.

Tiefenpsychologisch fundierte Psychotherapie

- Freuds Schüler entwickelten die Psychoanalyse weiter. Heute weit verbreitet ist die tiefenpsychologisch fundierte Psychotherapie, die weiterhin auf zentralen Grundprinzipien der Psychoanalyse beruht.
- Sie ist kürzer (z.B. 80 Stunden), findet nur ein- oder zweimal in der Woche und im Gegenübersitzen von Patient und Therapeut statt.
- Sie konzentriert sich stärker auf aktuelle Konflikte und Probleme des Patienten.

Weitere Therapieverfahren auf Basis der Psychoanalyse

- **Alfred Adlers Individualpsychologie** sieht Neurosen vor allem aus der Überforderung durch die Umwelt begründet.
- Die **Analytische Psychologie C. G. Jungs** erweitert Freuds Libidokonzept.
- **Victor Frankls Existenzanalyse** beinhaltet anthropologisch-philosophische Elemente.
- Die **Neopsychoanalyse** versucht Erkenntnisse Freuds, Jungs und Adlers zu verknüpfen.

3.4.3 Verhaltenstherapie

Lerntheoretisches/Verhaltenstherapeutisches Störungsmodell

- Die der Verhaltenstherapie zugrunde liegende Lerntheorie betrachtet psychische Störungen als fehlerhaft bzw. nicht erlernte Verhaltensweisen. Symptome können hiernach also auch wieder „verlernt" werden.
- **Klassisches Konditionieren:** Tritt ein unbedingter Reiz lange genug mit einem bedingten Reiz zusammen auf, dann tritt die Reaktion auch bei Weglassen des unbedingten Reizes auf (Pawlow'scher Hund: Nach gemeinsamen Präsentieren von Glockenklang und Fressen genügte schließlich schon die Glocke, um den Speichelfluss anzuregen).
- **Operantes Konditionieren:** Lernen an den Konsequenzen (Erfolg, Belohnung/Bestrafung). Aus der Lerntheorie folgt als Therapiemethode das Anwenden von Konditionierungsmaßnahmen.

Verhaltenstherapeutische Behandlung

- Die Verhaltenstherapie beruht auf lerntheoretischen Axiomen (s.o.). Der Therapeut versucht durch Neukonditionierung akzeptable und befriedigende Verhaltensweisen zu erreichen.
- Die Verhaltenstherapie hat sich z.B. bei Phobien bewährt. Hier lernt der Patient, den angstauslösenden Reiz zu tolerieren. Gelegentlich bedient man sich hier des **Floodings** (Reizüberflutung: das Aushalten des Maximalreizes [Bungee Jumping bei Höhenphobie] soll die Störung kurieren); diese Methode ist umstritten.
- Üblicher ist die **schrittweise Exposition**, z.B. im Rahmen einer Angsthierarchie. Hierdurch tritt eine Gewöhnung bzw. Desensibilisierung ein.
- Eine weitere Möglichkeit ist die **operante Konditionierung**, in der Belohnungen gewünschte Verhaltensweisen honorieren.
- Bei der früher angewendeten **Aversionstherapie** wurde bei Sexualtätern unerwünschtes Verhalten mit Aversionsreizen gekoppelt.
- Bei sozialen Schwierigkeiten **Selbstsicherheitstraining** im Rahmen einer Gruppentherapie und in Form von Rollenspielen.

Kognitive Verhaltenstherapie

- Die kognitive Verhaltenstherapie (KVT) ist eine spezielle Form der Verhaltenstherapie zur Depressionsbehandlung, die zum Bewusstwerden und Abbau von krankmachenden, depressiv-negativen Sichtweisen und automatischen Gedanken des Patienten führt. Die KVT geht von der Grundannahme aus, dass dysfunktionale Kognitionen zu Störungen von Gefühlen und Verhalten führen können und vice versa.
- Ein depressionsbedingter Mangel an positiven Verstärkern verstärkt die depressive Symptomatik. Die KVT basiert auf kognitiven und behavioralen Ansätzen.
- Therapiestrategien sind die Überwindung des Mangels an positiver Verstärkung, des sozialen Rückzugs und der Grundannahme der eigenen Hilflosigkeit.
- Als „kognitive Fehler" werden bei depressiven Patienten häufig unangemessene Verallgemeinerungen, Personalisierung, emotionales Denken oder Schwarz-Weiß-Denken identifiziert. Auch früh fehlgelernte depressiogene Denkschemata („kognitive Triade": automatische negative Annahmen bezüglich des Selbst, der Umwelt und der Zukunft), die durch kritische Lebensereignisse reaktiviert werden können, gelten als ätiologisch relevant.
- Mit einer strukturierten direktiven Kurzzeittherapie von durchschnittlich 20 Sitzungen zielt die kognitive Therapie auf die Korrektur dieser dysfunktionalen Kognitionen ab.

Voraussetzungen und Grundelemente der KVT	
Therapie	• psychoedukativ, direktiv, strukturiert • problem- (Schlüsselprobleme), ziel- und lösungsorientiert • gewährleisten von Gegenwartsnähe, Alltagsnähe • an Fertigkeiten orientiert; Ziel: Erwerb von Kontrolle und Kompetenzen • wichtiger Bestandteil: Übungen zum Neulernen • Hausaufgaben als integraler Teil der Therapie • zeitbeschränkt
Therapeut	• Stil: interessiert, neugierig, therapeutisch aktiv, direktiv, transparent, freundlich, positiv, unterstützend, wenn erforderlich auch konfrontativ • Variablen: Warmherzigkeit, Empathie, unkonditionale Akzeptanz • Erklärungen, Informationen, Rückmeldungen, Zusammenfassungen gebend • professionell, sicher • beachtet, was Patient während Interaktion bei ihm auslöst
Patient	aktiver Problemlöser
therapeutische Beziehung	• kooperatives, aktives Arbeitsbündnis • symmetrische, meist komplementäre Beziehung
Evaluation	regelmäßiges objektives Erfassen der depressiven Symptomatik

3.4.4 Interpersonelle Psychotherapie (IPT)

- speziell für die Depressionsbehandlung entwickelt
- Wirksamkeit wissenschaftlich nachgewiesen
- keiner bestimmten Therapieschule zugeordnet
- semistrukturierte Kurzzeitpsychotherapie mit 12 bis 20 Stunden in der Regel in wöchentlichen Einzelsitzungen

Therapiedurchführung	
Grundannahmen	
• psychosoziale und zwischenmenschliche (interpersonelle) Erfahrungen sind entscheidend für Depressionsgenese und -verlauf • Kennen und Verstehen zwischenmenschlicher Konflikte und lernen, die Erkrankung damit in Beziehung zu setzen • vier Problembereiche: - **Rollenwechsel** - **zwischenmenschliche Konflikte** - **soziale Defizite** - **Trauer** • Informationen über biopsychosoziales Erklärungskonzept (damit auch für Medikation) geben, Selbstbeobachtung fördern • Bewältigungsformen (verstehen, akzeptieren, positive Haltung entwickeln) vermitteln • Fertigkeiten zum besseren Umgang mit interpersonellen Erfahrungen und Schwierigkeiten lernen und verstärken	
Therapeut	
aktiv, unterstützend, auf der Seite des Patienten stehend	
Behandlungsphasen	
I. Initiale Phase (1.-3. Sitzung)	• Auseinandersetzung mit der Depression • **Diagnose** erheben und den Patienten (und ggf. Angehörigen) über die depressive Störung und das Rationale der IPT **informieren**, Notwendigkeit einer medikamentösen Behandlung abklären • dem Patienten die Krankenrolle zuteilen, ihn **entlasten** und Hoffnung vermitteln • mit Hilfe der **Beziehungsanalyse** die derzeitige depressive Episode in einen interpersonellen Kontext setzen • im **Behandlungsvertrag** den Fokus (Trauer, Konflikte, Rollenwechsel oder soziale Defizite) und die Therapieziele mit dem Patienten verhandeln • Rollenerwartungen aneinander abklären

Therapiedurchführung	
II. Mittlere Phase (4.–13. Sitzung)	• Arbeit am Problembereich • Bearbeitung des Fokus durch **angemessenes Betrauern** des Verlustes, eine günstigere Anpassung an eine neue soziale Rolle, Klärung und Bewältigung von zwischenmenschlichen Konflikten und/oder Aufbau neuer vertrauensvoller Beziehungen • die Bindungs- bzw. Beziehungsmuster, Kommunikationsstrategien sowie die Emotionen des Patienten stehen bei der Bearbeitung im Vordergrund
III. Beendigungsphase (14.–16. Sitzung)	• Abschied nehmen • Thematisieren des Therapieendes als **Abschiedsprozess** unter Berücksichtigung damit verbundener Emotionen, z.B. Trauer, Angst, Wut, Ärger • Zusammenfassung des in der Therapie Erlernten • Ausblick auf zukünftig zu bearbeitende Themen sowie Abklärung der Notwendigkeit weiterer Behandlung
Schramm E (2008): Interpersonelle Psychotherapie. In: Bschor T (Hrsg.): Behandlungsmanual therapieresistente Depression. Pharmakotherapie - somatische Therapieverfahren - Psychotherapie. Kohlhammer, Stuttgart, S. 368–381	

3.4.5 Weitere Psychotherapieverfahren

Humanistische Verfahren

Klientzentrierte Gesprächstherapie nach Rogers

- Sie entwickelte sich in den 1950er Jahren in psychologischen Praxen und beschreibt eine auf den Menschen und nicht auf Krankheit bezogene Gesprächstherapie.
- Diese Therapieform geht davon aus, dass jeder Mensch einen Selbsterhaltungstrieb hat, der sich unter der Therapie entfalten kann.
- Grundvoraussetzung für den Therapeuten ist hier Empathie, Kongruenz (= Echtheit), Akzeptanz des Patienten sowie Eloquenz und Verbalisierungsfähigkeit, da er den Patientenkonflikt reproduzieren muss.

Relaxationsverfahren

- **Progressive Muskelrelaxation nach Jacobson:** Der Patient lernt, durch gezieltes Anspannen und Lockerlassen aller Muskelgruppen Entspannung auszulösen.
- **Hypnose:** Der Therapeut induziert eine Trance (entspannter, leicht bewusstseinsveränderter Zustand), in dem bestimmte therapeutische Suggestionen eingegeben werden können („Dein Kopfschmerz entweicht aus deinen Schläfen ...").
- **Autogenes Training:** Der Patient lernt selbst, sich in einen heilsamen Entspannungszustand (der Trance in der Hypnose ähnlich) zu versetzen. Erfordert konsequentes Üben (Autogenes Training!).

3.5 Elektrokrampftherapie (EKT)

Definition	Auslösung eines generalisierten epileptischen Anfalls unter kontrollierten Bedingungen aus therapeutischen Gründen
Wirksamkeit	effektivstes Verfahren zur akuten Behandlung von Depressionen mit hohen Remissions- und Responseraten
relevante unerwünschte Wirkungen	seltene anästhesiologische Komplikationen sowie häufig auftretende kognitive Alterationen, die in der Regel reversibel sind und durch moderne Stimulationsparameter minimiert werden können
Wirkmechanismen	Diskussion einer Reihe unterschiedlicher Wirkmechanismen, wie z.B. Steigerung der Aktivität inhibitorischer Regelkreise
Durchführung	durch ein aus Anästhesisten und Psychiatern bestehendes interdisziplinäres Team unter Kurzzeitvollnarkose und Muskelrelaxation
übliche Behandlungsfrequenz	zwei- bis dreimal pro Woche über einen Zeitraum von mindestens drei Wochen
klinisches Hauptproblem	hohe Rückfallrate nach Ende der Behandlungsserie
Erhaltungstherapien	nach Ende einer erfolgreichen Akutbehandlung unbedingt Rezidivprophylaxe in Form von psychopharmakologischen, psychotherapeutischen Interventionen und/oder Erhaltungs-EKT notwendig

Brakemeier EL, Bajboui M (2008): Elektrokonvulsionstherapie. In: Bschor T (Hrsg.): Behandlungsmanual therapieresistente Depression. Pharmakotherapie - somatische Therapieverfahren - Psychotherapie. Kohlhammer, Stuttgart, S. 197–239

Indikationen der EKT	
1. Wahl	• wahnhafte Depressionen oder depressiver Stupor • majore Depression mit hoher Suizidalität oder Nahrungsverweigerung • schizoaffektive Psychosen mit schwerer depressiver Verstimmung • akute, lebensbedrohliche Katatonien
2. Wahl	• therapieresistente Depressionen oder therapieresistente Manie • therapieresistente, nicht lebensbedrohliche Katatonien • andere akut exazerbierte schizophrene Psychosen (mit starker affektiver Komponente) • malignes neuroleptisches Syndrom • therapieresistente Parkinson-Syndrome

Kontraindikationen für EKT	
absolut	• kürzlich überstandener Herzinfarkt (drei Monate) • schwerste kardiopulmonale Funktionseinschränkungen, die ggf. die Narkosefähigkeit beeinträchtigen • erhöhter Hirndruck, frischer Hirninfarkt (drei Monate) • eine mit Begleitödem versehene intrazerebrale Raumforderung • akuter Glaukomanfall
relativ	• zerebrales Aneurysma • zerebrales Angiom
nicht pauschal	• Schwangerschaft • Herzschrittmacher • höheres Lebensalter

Folkerts H, Remschmidt H, Saß H, Sauer H, Schäfer M, Sewing KF (2003): Bekanntmachungen: Stellungnahme zur Elektrokrampftherapie (EKT) als psychiatrische Behandlungsmaßnahme. Deutsches Ärzteblatt 3:A141–A143

Prädiktoren für ein Ansprechen auf EKT

- hohes Lebensalter
- psychomotorische Retardierung
- psychotische Symptome
- Fehlen einer Achse-II-Komorbidität
- kurze Dauer der aktuellen Episode
- geringe Medikamentenresistenz
- Response auf EKT in der Vorgeschichte

Praktische Empfehlungen zur Durchführung der EKT	
Aufklärung	empathische und lange Aufklärung der Patienten und der Angehörigen, um Ängsten und Bedenken entgegenzuwirken; Aufklärungsmaterialien nutzen (schriftliche Beschreibung der EKT, ggf. Videos) und bei Bedarf Gespräche mit anderen EKT-Patienten initiieren
klinisches Monitoring	Evaluation des Erfolgs einer EKT-Behandlung nicht nur durch den klinischen Eindruck, sondern auch durch wöchentliche klinische Fremdratings (z.B. HAMD → **S. 21** oder MADRS → **S. 26**) und Selbstbeurteilungsinstrumente (BDI → **S. 23**)
Monitoring der Nebenwirkungen	kognitive Testbatterie vor der ersten, nach der neunten und nach der letzten Akut-EKT sowie möglichst als Follow-up nach einem halben und nach einem Jahr
Krampfschwellenbestimmung	Titration bei der ersten und neunten EKT: mit 10, 19, 38 mC, Frequenz 20 Hz bei einer Impulsweite von 0,3 ms (Ultrakurzstimulus) und einer Stimulationsdauer von 1, 2, 4 Sekunden
Elektrodenposition, Stimulusart und Energie/ Ladung	zunächst hochdosiert unilaterale Stimulation der nicht dominanten (d.h. zumeist der rechten) Hirnhälfte mit Ultrakurzstimuli; wenn nach mindestens neun unilateralen EKTs keine Response vorliegt, weitere Sitzungen mit erhöhter Krampfschwelle durchführen oder von unilateraler Hochdosis auf bilaterale EKT wechseln
Frequenz der Behandlungen	dreimal pro Woche mit mindestens einem Tag Pause (montags, mittwochs, freitags)
Anzahl der Behandlungen	regelmäßige, im Idealfall wöchentliche Evaluation des klinischen Effekts sowie regelmäßiges Monitoring kognitiver Leistungen; insbesondere bei therapieresistenten Patienten auch leichte Verbesserungen in den klinischen Beurteilungsinstrumenten zum Anlass nehmen, eher weitere EKT-Sitzungen zu planen, als zu frühzeitig die Behandlung zu beenden; auch Behandlungen mit über 30 EKT-Sitzungen können im Einzelfall noch zur Response/Remission führen; Ziel der Behandlung sollte immer Remission sein
psychopharmakologische Begleitmedikation	psychiatrische Begleitmedikation am Tag vor der EKT pausieren (im Notfall Benzodiazepine); kardiovaskuläre Medikation und Blutdruckmedikation weiter einnehmen; Lithium muss nicht abgesetzt, jedoch auf einen niedrig-normalen Serumspiegel (um 0,6 mmol/l) reduziert werden

Brakemeier EL, Bajbouj M (2008): Elektrokonvulsionstherapie. In: Bschor T (Hrsg.): Behandlungsmanual therapieresistente Depression. Pharmakotherapie - somatische Therapieverfahren - Psychotherapie. Kohlhammer, Stuttgart, S. 197–239

Einflussfaktoren auf kognitive Nebenwirkungen der EKT

Behandlungsfaktor	erhöht Wahrscheinlichkeit	reduziert Wahrscheinlichkeit
Stromform	Sinusstromstimuli	Kurzimpulsstimuli (Ultrakurzstimuli noch günstiger als traditionelle Kurzimpulse)
Elektrodenplatzierung	bilateral	unilateral (rechts)
Stimulusdosierung	Hochdosisstimulation (weit über Krampfschwelle)	individuelle Dosierung nach Schwellendosis (Titration)
Behandlungsfrequenz	drei bis fünf Behandlungen pro Woche	zwei Behandlungen pro Woche bzw. minimale Frequenz
Anzahl der Restimulierungen	zwei oder mehr Stimuli pro Behandlung	konventionelle Behandlungsmethode
Begleitmedikation	Lithium, Benzodiazepine, Neuroleptika, Antidepressiva	Begleitmedikation reduzieren oder absetzen
Anästhesie	hohe Dosen von Hypnotika	Dosisreduktion
andere Faktoren	**erhöht Wahrscheinlichkeit**	**reduziert Wahrscheinlichkeit**
Zeitpunkt der Testung	direkt bzw. sehr zeitnah nach EKT-Behandlung	möglichst großer Abstand zur letzten EKT-Behandlung
vorbestehende kognitive Situation	niedrige Baseline-Werte	hohe Baseline-Werte
Begleiterkrankungen	zerebrovaskuläre Erkrankungen sowie Demenzen	keine Komorbiditäten

modifiziert nach: American Psychiatric Association (1990): The practice of electroconvulsive therapy: recommendations for treatment, training and privileging. American Psychiatric Association, Washington DC

Das „Berliner EKT-Schema"

Drei EKTs pro Woche, zunächst neunmal Hochdosis unilaterale EKT mit fünffacher Krampfschwelle und Ultrakurzstimuli

⇒ bei unzureichendem klinischen Ansprechen neun weitere Sitzungen mit zehnfacher Krampfschwelle

⇒ bei unzureichendem klinischen Ansprechen bilaterale EKT mit 2,5-facher Krampfschwelle

3.6 Lichttherapie

- Bei saisonal abhängiger Depression (SAD) ist Lichttherapie eine Methode der 1. Wahl.
- Bei nicht saisonalem Erkrankungsmuster finden sich zwar ebenfalls wissenschaftliche Hinweise auf eine Wirksamkeit des Therapieverfahrens, diese werden jedoch kontrovers diskutiert. Lichttherapie bietet sich hier eher als unterstützende Maßnahme an.
- Die täglich notwendige Lichtdosis liegt bei ca. 5000 „Lux-Stunden", die z.B. bei einer Helligkeit von 2500 Lux in zwei Stunden oder bei 10.000 Lux in 30 Minuten erreicht werden.
- Diese Dosis kann auch durch einen ca. einstündigen Aufenthalt im Freien bei Tageslicht erreicht werden, ansonsten mit speziellen Therapiegeräten (Tischgerät bis zu Lichtwänden oder Deckenflutern).
- Häufiger Fehler in der klinischen Anwendung ist ein zu großer Abstand. Die Lichtstärke am Auge des Patienten nimmt mit Abstand zur Emissionsquelle quadratisch ab. Abstand bei Tischgeräten nur 50–80 cm.
- Trotz fehlender klarer Beweise wird zumeist die morgendliche Anwendung empfohlen. Bei mangelnder Therapieresponse kann nach zwei Wochen auf eine andere Tageszeit ausgewichen und schließlich die tägliche Lichtdosis erhöht werden.
- Nebenwirkungen sind unter Lichttherapie selten, meist harmlos und klingen in aller Regel spontan wieder ab.

Steinacher B, Mackert A (2008): Lichttherapie. In: Bschor T (Hrsg.): Behandlungsmanual therapieresistente Depression. Pharmakotherapie - somatische Therapieverfahren - Psychotherapie. Kohlhammer, Stuttgart, S. 274–281

3.7 Schlafentzugtherapie

- einziges antidepressives Behandlungsverfahren mit Sofortwirkung
- stationär oder ambulant durchführbar
- ca. 60% Responserate, unabhängig von Art oder Dauer der depressiven Erkrankung
- Kontraindikation: epileptische Anfälle in der Anamnese
- kompletter Schlafentzug = ersatzloser Verzicht auf den Schlaf einer Nacht; kein Vor- oder Nachholen, nächster Schlaf erst am folgenden Abend zur üblichen Zeit!
- partieller Schlafentzug: verkürzter Nachtschlaf mit Aufstehen zwischen 1 und 2 Uhr (kein kompensatorisches früheres Zubettgehen!); vermutlich fast so wirksam wie kompletter Schlafentzug
- Nickerchen vermeiden! Bereits ein Einschlafen von wenigen Minuten kann den Effekt verhindern

Maßnahmen, die das Wachbleiben erleichtern
- sedierende Medikation pausieren!
- viel Licht einschalten
- Schlafentzug zu mehreren durchführen
- in der Klinik sorgt das Nachtpersonal für Abwechslung und Stimuli (Spiele, Unterhaltung)
- Kaffee ist erlaubt
- Nachtspaziergang durch Kälte und frische Luft

- klinisches Hauptproblem: Rückkehr der depressiven Symptomatik nach der nächsten oder übernächsten geschlafenen Nacht bei ca. 80% der Patienten
- Schlafentzug ist (ca. alle drei bis vier Tage) wiederholbar
- trotz der zumeist nur vorübergehenden Wirkung sinnvoll zur Überbrückung der Wirklatenz von Psycho- oder Pharmakotherapie, um Hoffnung auf anhaltende Besserung zu unterstützen und um einen Tag mit wenig depressiver Symptomatik nutzen zu können

Möglichkeiten zur Verringerung des Rückfallrisikos
- begleitende Lichttherapie
- begleitende Medikation mit Antidepressiva oder Lithium
- Schlafphasenvorverlagerung

- Schlafphasenvorverlagerung: nur sinnvoll bei Response auf Schlafentzug! Dann kann eine Schlafphasenvorverlagerung angeschlossen werden, d.h., der Patient geht am Folgetag bereits um 17 Uhr ins Bett (aufgrund der durchwachten Nacht besteht ausreichend Müdigkeit) und schläft eine normale Schlafdauer von sieben Stunden, d. h., er steht um 0 Uhr wieder auf (partieller Schlafentzug); nächste Nacht dann 18–1 Uhr, dann 19–2 Uhr usw., bis ein normaler Schlafrhythmus erreicht ist (Abb. 4)

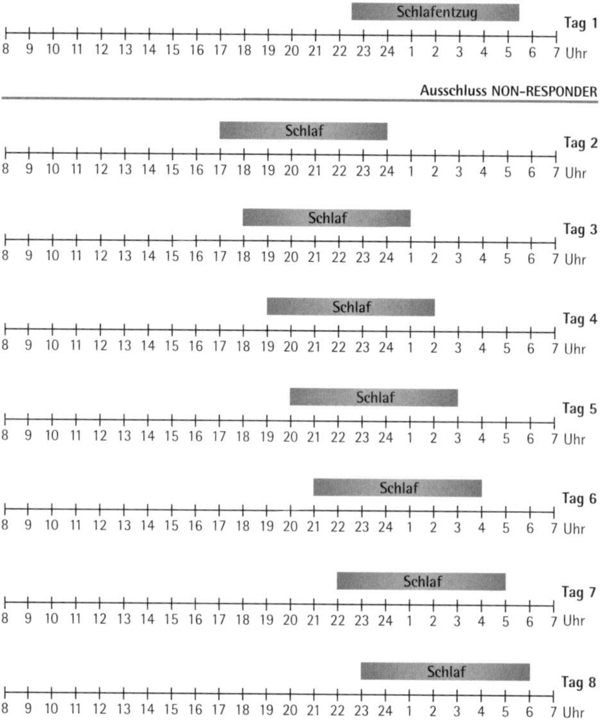

Abb. 4: Schlafphasenvorverlagerung

3.8 Therapieresistente Depression

3.8.1 Definition

Die am häufigsten verwandte Definition versteht eine „therapieresistente Depression" als eine Depression, die auf zwei in adäquater Dosis und Dauer durchgeführte Behandlungsversuche mit Antidepressiva aus verschiedenen Wirkklassen nicht angesprochen hat.
Zur Abgrenzung bezeichnet „chronische Depression" lediglich eine seit mindestens zwei Jahren anhaltende Depression, unabhängig von etwaiger Behandlung und deren Erfolg.

Erläuterungen zur Definition

- Die an der Pharmakotherapie orientierte Definition sollte nicht zu dem Missverständnis führen, dass der medikamentösen Behandlung bei der Überwindung von Therapieresistenz ein herausgehobener Stellenwert zukommt.
- Die Angabe „adäquate Dauer" weist auf die Notwendigkeit hin, die Wirklatenz von Antidepressiva abzuwarten, bis der Erfolg des Behandlungsversuchs beurteilt werden kann. Klinisch-pragmatisch wird zumeist eine drei- bis vierwöchige Wirklatenz angenommen. Dies ist für den Behandlungsalltag auch angemessen, wenngleich die wissenschaftliche Überprüfung eher zeigt, dass die Wirkung von Antidepressiva nicht abrupt nach einer Latenzzeit beginnt, sondern bereits früh einsetzt und über viele Wochen kontinuierlich zunimmt (→ **S. 31**).

Stadien der Therapieresistenz bei depressiven Erkrankungen	
Stadium I	Non-Response auf mindestens einen adäquaten Behandlungsversuch mit einem Antidepressivum
Stadium II	Stadium I und Non-Response auf einen adäquaten Behandlungsversuch mit einem Antidepressivum aus einer anderen Wirkstoffklasse als in Stadium I
Stadium III	Stadium II und Non-Response auf einen adäquaten Behandlungsversuch mit einem trizyklischen Antidepressivum
Stadium IV	Stadium III und Non-Response auf einen adäquaten Behandlungsversuch mit einem (irreversiblen) MAO-Hemmer
Stadium V	Stadium IV und Non-Response auf eine adäquat durchgeführte bilaterale Elektrokonvulsionstherapie (EKT)

Thase ME, Rush AJ (1995): Treatment-resistant depression. In: Bloom FE, Kupfer DJ (Hrsg.): Psychopharmacology: The fourth generation of progress. Raven Press, New York, S. 1081–1097
Thase ME, Rush AJ (1997): When at first you don't succeed: sequential strategies for antidepressant nonresponders. J Clin Psychiatry, 58 (suppl 13):23-29

3.8.2 Ursachen von Pseudotherapieresistenz

- inadäquat durchgeführte antidepressive Behandlung
- Non-Compliance des Patienten
- zu großer sekundärer Krankheitsgewinn des Patienten
- unerkannte psychosoziale Faktoren, die die Depression verursachen oder aufrechterhalten
- unerkannte somatische Komorbidität oder Verkennen einer somatischen Erkrankung als Depression (→ **S. 19**)
- unerkannte psychiatrische Komorbidität oder Verkennen einer anderen psychiatrischen Erkrankung als Depression
- pharmakogen verursachte Depression (→ **S. 20**)

Ein systematisches, gestuftes Vorgehen in der Diagnostik (→ **S. 18**) bietet die größte Gewähr, keinen diagnostischen Irrtümern aufzusitzen.

3.8.3 Antidepressive Therapiealgorithmen

- Aufgrund der Vielzahl der Behandlungsoptionen bei therapieresistenten Verläufen sind Algorithmen zur sinnvollen Abfolge der therapeutischen Schritte im Sinne eines antidepressiven Stufenplans (Therapiealgorithmus) empfehlenswert.
- Die wahllose Aneinanderreihung inadäquat und unkontrolliert durchgeführter Behandlungsversuche wird als eine wichtige Ursache für die Entstehung von Therapieresistenz angesehen.
- Dies soll durch Therapiealgorithmen verhindert werden, in denen nach vorab festgelegten Intervallen standardisiert die Besserung des depressiven Syndroms gemessen und hiervon der Übergang in die nächste Behandlungsstufe abhängig gemacht wird (→ **S. 62**).
- *Große, randomisierte, kontrollierte Studien konnten zeigen, dass eine Behandlung nach einem antidepressiven Therapiealgorithmus häufiger und schneller zur Response führt als eine Therapie nach freier Arztentscheidung. Die nach Stufenplan behandelten Patienten erhielten weniger Pharmaka und seltener einen Strategiewechsel, sodass geschlussfolgert werden kann, dass das Einhalten eines Therapiealgorithmus unnötige Polypragmasie und vorschnelle Wechsel der therapeutischen Maßnahmen zu Gunsten des Patienten verhindert.
- Unklar ist noch, in welcher Reihenfolge die Behandlungsstufen optimal angeordnet werden. Dies ist Gegenstand der aktuellen Algorithmusforschung. Erste Hinweise deuten an, dass möglicherweise eine frühe Lithiumaugmentation gewisse Vorteile hat.

** Wiethoff K, Adli M (2008): Systematisierte Therapiealgorithmen (antidepressive Stufenpläne). In: Bschor T (Hrsg.): Behandlungsmanual therapieresistente Depression. Pharmakotherapie - somatische Therapieverfahren - Psychotherapie. Kohlhammer, Stuttgart, S. 408–418*

3.8.4 Stufenplan der Depressionsbehandlung

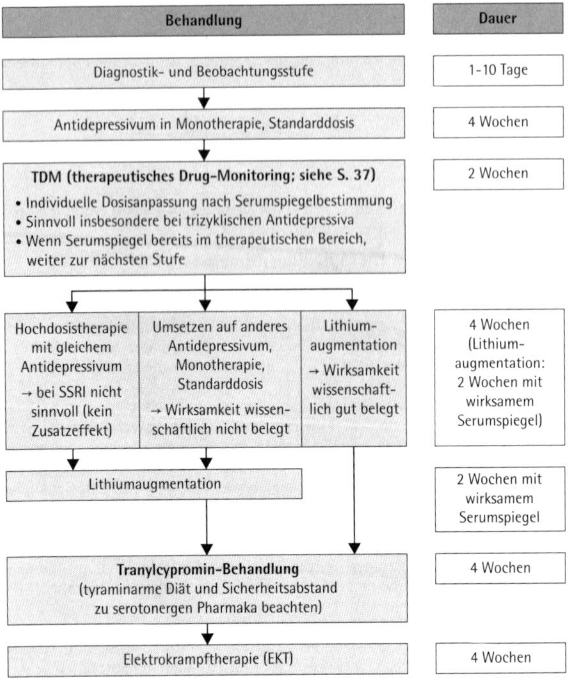

Operationalisierte Messung der Depressionsschwere zu Beginn jeder Stufe.

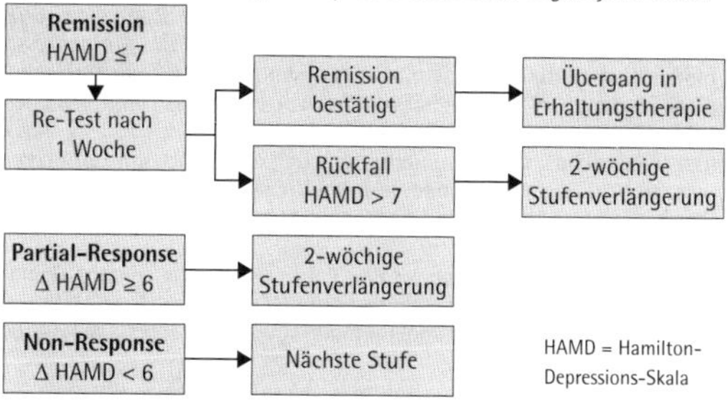

3.8.5 Strategien nach Non-Response

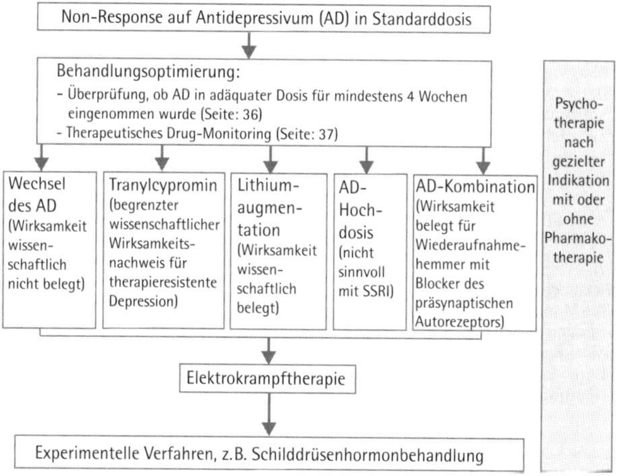

Wechsel des Antidepressivums

- Häufig angewandt, aber Wirksamkeit durch kontrollierte Studien nicht belegt. Nur in drei Studien wurde weltweit randomisiert der Wechsel des Antidepressivums mit der bloßen Fortführung des zuvor unwirksamen Antidepressivums verglichen. In keiner Studie ergab sich ein Behandlungsvorteil für das Umsetzen über die lediglich Verlängerung der bisherigen Therapie.*
- Gewisse wissenschaftliche Argumente sprechen dafür, dass ein Umsetzen auf ein trizyklisches Antidepressivum oder auf den irreversiblen MAO-Hemmer Tranylcypromin (s.u.) eine zusätzliche Wirkung bei therapieresistenter Depression verspricht.**
- Ein Wechsel des Antidepressivums sollte daher nur ein-, maximal zweimal im Verlauf der Behandlung einer depressiven Episode erfolgen.
- Abzuraten ist von langen Reihungen immer neuer Antidepressiva bei therapieresistent depressiven Patienten.

**Bschor und Baethge (2009): Acta Psychiatrica Scandinavica*
***Bschor T (Hrsg.) (2008): Behandlungsmanual therapieresistente Depression. Pharmakotherapie – somatische Therapieverfahren - Psychotherapie. Kohlhammer, Stuttgart*

Tranylcypromin

- Tranylcypromin (→ **S. 33**) besitzt (im Unterschied zum reversiblen MAO-Hemmer Moclobemid) wahrscheinlich eine besondere Wirkung bei therapieresistenten Depressionen und bildet daher in den meisten von Experten erarbeiteten antidepressiven Stufenplänen eine eigene Therapiestufe.
- Zwar fehlen Belege für eine besondere Wirksamkeit auf höchstem wissenschaftlichem Niveau, jedoch weisen zahlreiche kleinere oder unkontrollierte Studien sowie umfangreiche klinische Erfahrung hierauf hin.
- Bei therapieresistenter Depression liegt die übliche Dosis um 30 bis 60 mg täglich, nach vierwöchiger Wirkungslosigkeit sollte eine Hochdosisbehandlung mit bis zu 80 mg täglich (schrittweise Dosissteigerung) erfolgen, da gerade mit Tranylcypromin ein zusätzlicher Effekt durch höhere Dosierungen erzielt werden kann.

Wirkmechanismus

- Die Monoaminooxidasen (MAO) sind mitochondriale Enzyme, die Monoamine durch Desaminierung abbauen. Es existieren zwei Isoformen der MAO, die MAO A und die MAO B, mit jeweils unterschiedlichen Substraten und Hemmern (siehe Abb. 5). Durch Einsatz von Enzymhemmern steigt die Konzentration der entsprechenden Neurotransmitter im synaptischen Spalt.

Fortsetzung siehe nächste Seite →

Vorsichtsmaßnahmen: Nur unter besonderer Vorsicht anw. bei: Pat. m. erhöhtem Augeninnendruck od. Risiko f. akutes Engwinkelglaukom (Winkelblockglaukom); Pat. deren Gesundheitszustand durch Erhöh. v. Blutdruck od. Herzfrequenz beeinträchtigt werden könnte (bestehenden Bluthochdruck vor Ther.-Beginn einstellen); Pat. m. kürzlich zurückliegendem Herzinfarkt od. nicht stabilisierter Herzerkrank.; Risiko-Nutzen-Verhältnis abwägen bei Pat. m. hohem Risiko für schw. Herzrhythmusstör.; Pat. m. Krampfanfällen i. d. Anamnese (bei Krampfanfällen Behandl. beenden); Pat. unter Diuretikather. od. sonst. Volumenmangel sowie ältere Pat.; Pat. m. Prädisposition zu Blutungen, Pat. unter Ther. m. Antikoagulantien od. Thrombozyten-Aggregationshemmern; Pat. m. bipolarer affektiver Stör. i. d. Eigenod. Familienanamnese (Risiko f. Manie/Hypomanie); Pat. m. Aggression i. d. Vorgeschichte; Venlafaxin ist weder in Mono- noch in Kombi-Ther. zur Gewichtsreduktion zugel. **Nebenwirkungen:** Sehr häufig: Mundtrockenheit, Kopfschmerz, Übelkeit, Schwitzen (einschl. Nachtschweiß). Häufig: Erhöhte Cholesterinwerte, Gewichtsabnahme, ungewöhnl. Trauminhalte, Libidoabnahme, Schwindelgefühl, erhöhte Muskelspannung (Hypertonus), Schlaflosigkeit, Nervosität, Parästhesien, Sedierung, Zittern, Verwirrtheit, Depersonalisation, Akkommodationsstör. des Auges, Mydriasis, Sehstör., Blutdruckanstieg, Vasodilatation (meist Hitzewallungen), Palpitationen, Gähnen, vermind. Appetit (Anorexie), Verstopfung, Erbrechen, Ejakulations- u. Orgasmusstör. (beim Mann), Anorgasmie, erektile Dysfunktion (Impotenz), Probleme beim Wasserlassen (meistens Verzögerung), Stör. der Menstruation verbunden m. verstärkter Blutung od. verstärkt irregulärer Blutung (z. B. Menorrhagie, Metrorrhagie), Pollakisurie, Asthenie (Erschöpfung), Schüttelfrost. Gelegentlich: Kleinflächige Hautblutung (Ekchymose), gastrointest. Blutung, Gewichtszunahme, Apathie, Halluzinationen, Myoklonus, Agitiertheit, beeinträchtigte Koordination u.Balance, Geschmacksveränd., Tinnitus, orthostat. Hypotonie, Synkopen, Tachykardie, Bruxismus, Diarrhoe, Ausschlag, Alopezie, Orgasmusstör. (bei der Frau), Harnverhaltung, Lichtüberempfindlichkeitsreaktion. Selten: Akathisie/psychomotor. Unruhe, Krampfanfälle, Manie. Häufigkeit nicht bekannt: Schleimhautblutungen, verlängerte Blutungsdauer, Thrombozytopenie, Blutbildveränd. (einschl. Agranulozytose, aplastische Anämie, Neutropenie u. Panzytopenie), Leberwertveränd., Hyponatriämie, Hepatitis, Syndrom der inadäquaten Ausschüttung des antidiuretischen Hormons (SIADH), Prolaktinspiegel-Erhöhung, malignes neurolept. Syndrom (NMS), Serotonin-Syndrom, Delirium, extrapyramidale Reakt. (einschl. Dystonien u. Dyskinesien), tardive Dyskinesie, suizidale Gedanken, suizidales Verhalten, Engwinkelglaukom, Hypotonie, QT-Verlängerung, Kammerflimmern, ventrikuläre Tachykardie (einschl. Torsade de pointes), pulmonale Eosinophilie, Pankreatitis, Erythema multiforme, tox. epidermale Nekrolyse, Stevens-Johnson-Syndrom, Pruritus, Urtikaria, Rhabdomyolyse, Anaphylaxie. Absetzen v. Venlafaxin führt (insb. wenn es abrupt geschieht) häufig zu Absetzreakt. [am häufigsten Schwindelgefühl, Empfindungsstör. (einschl. Parästhesien), Schlafstör. (einschl. Schlaflosigkeit u. intensiver Träume), Erregtheit od. Angst, Übelkeit u./od. Erbrechen, Zittern, Kopfschmerzen u. Grippe-Syndrom]; Dosis daher schrittweise reduzieren. In päd. klin. Studien traten vermehrt Berichte über Feindseligkeit u., speziell bei Major Depression über Selbstverletzung auf. Wie bei Erw. wurden vermind. Appetit, Gewichtsabnahme, Blutdruckanstieg u. erhöhte Cholesterinwerte beobachtet. Insb. traten Bauchschmerzen, Agitiertheit, Dyspepsie, kleinflächige Hautblutungen, Nasenbluten u. Myalgie auf. **Hinweise:** Individuelle Einschränk. des Urteils-, Denk- u. Reaktionsvermögens nicht auszuschließen, daher die Pat. entsprechend instruieren. Alkoholkonsum vermeiden. Verschreib. v. mögl. kleiner Packungsgröße, um Risiko f. Überdos. zu reduzieren. **Verschreibungspflichtig. Stand:** November 2008. Weitere Informationen siehe Fach- und Gebrauchsinformation.

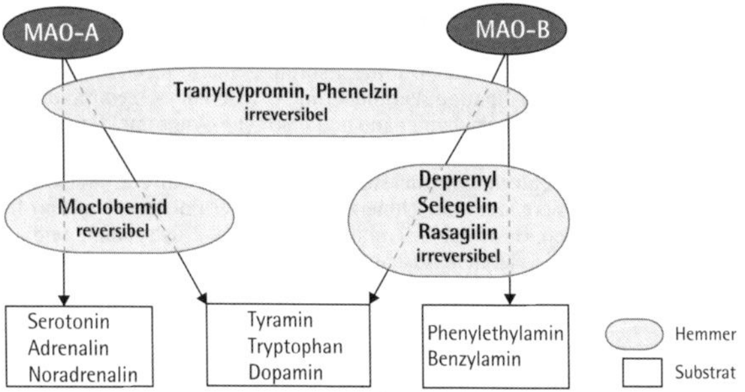

Abb. 5: Monoaminooxidasen mit Substraten und Hemmern

- Tranylcypromin hemmt **irreversibel** die MAO. Dadurch wird der Abbau u.a. von Serotonin, Noradrenalin und Dopamin gehemmt, sodass es zu einer Zunahme der Konzentration dieser Neurotransmitter im ZNS kommt.
- Nach Beendigung einer Tranylcypromin-Behandlung muss erst in ausreichendem Maß MAO neu synthetisiert werden, bis die Pharmakonwirkung abklingt. Dies dauert ca. zwei Wochen.

Verordnungshinweise für Tranylcypromin	
Dosierung	Gabe immer morgens und mittags; Beginn mit 10 mg/d, steigern alle zwei Tage um 10 mg/d; Standarddosis unkomplizierte Depression: 10 bis 30 mg/d; Zieldosis therapieresistente Depression: 40 bis 80 mg/d
Kontrollen	täglich Blutdruckkontrollen während der Aufdosierung
Kontra-indika-tionen	Phäochromozytom, Karzinoid, Hyperthyreose, Z.n. Hirninfarkten oder -blutungen
Wechsel-wirkungen	keine Kombination mit und ausreichender Sicherheitsabstand (zwei Wochen; Fluoxetin: fünf Wochen) zu serotonergen Antidepressiva (SSRI, SNRI, Clomipramin) und Triptanen wegen Gefahr eines Serotoninsyndroms! Vorsicht bei Kombination mit L-Tryptophan, Disulfiram, Sympathomimetika, Buspiron, L-Dopa, amphetaminartigen Substanzen

Verordnungshinweise für Tranylcypromin	
unerwünschte Arzneimittelwirkungen (UAW)	**bei Einhaltung der Diät** häufig Dysorthostase; Tranylcypromin ist relativ gut verträglich; weitere Nebenwirkungen: Insomnien; Agitation, Unruhe; neuromuskuläre Nebenwirkungen; Übelkeit; Obstipation; Verminderung der Geschmacksempfindung; Mundtrockenheit; hypomane und manische Syndrome; Gewichtszunahme und Hyperphagie; selten Tagesmüdigkeit; SIADH
	bei Diätfehlern Blutdrucksteigerung: plötzlich einsetzender, intensiver und pulsierender Kopfschmerz, ausgeprägter Hochdruck mit profusem Schwitzen, Gesichtsblässe und Palpitationen, Brustschmerz und gelegentlich letalem Ausgang; sofortige RR-Kontrolle und Gabe blutdrucksenkender Medikamente, z.B. Nifedipin sublingual (kann dem Patienten als Notfallkapsel für die Handtasche mitgegeben werden)

Kontrolluntersuchungen für ambulante Patienten bei Tranylcypromin-Therapie

Parameter	Procedere
Blutdruck und Puls	vor Erstbehandlung; engmaschig in Aufdosierungsphase, anschließend jeden Monat
Blutbild, Körpergewicht	vor Erstbehandlung; anschließend alle 6 Monate
Leberwerte, Creatinin, Na, K	vor Erstbehandlung; anschließend alle 6 Monate
Medikamentenspiegel	nicht notwendig
Nüchtern-Triglyceride, Cholesterin, Glukose, Lipase, Amylase	vor Erstbehandlung
EKG	vor Erstbehandlung

Diätrichtlinien bei Tranylcypromin-Behandlung

- Der Patient muss während der gesamten Behandlung eine tyraminarme Diät einhalten (s.u.) und hierüber ausreichend mündlich und schriftlich aufgeklärt sein.
- Die Diät muss zwei Tage vor Behandlungsbeginn einsetzen und nach Behandlungsende 14 Tage fortgesetzt werden.
- Tyramin, ein biogenes Amin, hat katecholaminartige Wirkung (steigert wie Adrenalin oder Noradrenalin z.B. Puls und Blutdruck), wird aber physiologisch im Rahmen des First-pass-Effekts von der Monoaminooxidase (MAO) in der Leber abgebaut.
- Ist die MAO aber durch Tranylcypromin gehemmt, kann Tyramin in gefährlicher Weise seine blutdrucksteigernde Wirkung entfalten.

Ernährungsrichtlinien			
	erlaubt	**in geringen Mengen**	**verboten (tyraminreich)**
Getränke	Kaffee, schwarzer Tee/Kräuter- und Früchtetee, Mineralwasser, Säfte mit geringem Anteil an Zitrusfrüchten	industriell hergestellte Orangensäfte bis 100 ml	Säfte mit hohem Birnen-/Bananen-/Pflaumenanteil, Nektare aus Zitrusfrüchten, Alkohol (inklusive Bier, Wein, Liköre, Sekt)
Gemüse	Kartoffeln, Zwiebeln, Tomaten, Paprika, Pilze, Salate, Gurken, Mohrrüben, Spargel	Karotten (Jungmöhren bis 20 g), pasteurisiertes Weinsauerkraut, Gewürzgurken bis 20 g	rohe Salzgurken, Gewürzgurken aus dem Fass, Mixed Pickles, rohes Sauerkraut
Getreide	Körner, Mehle, Grieße, Graupen von Weizen, Roggen, Gerste, Hafer, Mais, Reis, Buchweizen, Hirse		Gerstenkeimlinge (Malz)
Hefe u. Hefeprodukte	Backhefe, Hefegebäck (Brot, Brötchen, Kuchen)		Hefeextrakte, mit Hefen durch Gärung hergestellte Getränke
Hülsenfrüchte	Erbsen, Linsen, grüne unreife Bohnen in der Schote, Sojabohnen, Sojakeimlinge		reife braune Bohnen (Kidney), weiße Bohnen, Saubohnen, Bohnenkeimlinge, asiatische Sojasoßen
Eier	frische Eier, Eipulver		Soleier
Fisch	frischer Fisch (Eislagerung), Gefrierfisch, Fischstäbchen, heiß geräucherter Fisch (z.B. Dorsch, Heilbutt u.a.), frische Langusten, Austern, Krebse, Fischvollkonserven aus Sardinen und Heringen	saure Heringe, Rollmops bis 100 g, Heringshappen in Mayonnaise oder Gelee bis 100 g, Thunfischkonserven bis 50 g	Salzhering, Matjeshering, Anchovis, Kaviar, kalt geräucherter Fisch (z.B. Lachsmakrele), Trockenfisch, Stockfisch, Dorschleber, Tintenfische, Fischsoßen, asiatische Soßen

Ernährungsrichtlinien	erlaubt	in geringen Mengen	verboten (tyraminreich)
Kakao	Trinkkakao, Trinkschokolade, Cappuccino, Kuvertüre	bis 20 g: Pralinen mit Sahne-/Frucht-/Marzipanfüllung, Haselnuss-Nougat, Marzipan, Schokoriegel mit Milch-, Sahne-, Marzipanfüllung, Müsliriegel mit Schokoüberzug, Schokolade mit ganzen Hasel-, Cashewnüssen oder Mandeln	Schokolade in massiven Tafeln oder in Figuren (bitter, Vollmilch, weiße Schokolade), Cognacbohnen, Likörpralinen, Kakaolikör, Walnussnougat
Obst	Äpfel, Ananas, Pflaumen, Erd-/Johannis-/Stachelbeeren, Blau-/Heidel-/Preiselbeeren, Rhabarber, Zitronen, Mangos, Grapefruit, Orangen, Mandarinen, Pfirsiche, Aprikosen, helle Trauben	schwarze Johannisbeeren, grüne Birnen bis 50 g, rote Trauben bis 250 g, getrocknete Früchte bis 20 g	Bananen, hochreife Birnen und Avocados, rote Pflaumen, Feigen
Fleisch	frisches Fleisch aller schlachtbaren Haussäugetiere und Wild inklusive Zunge und Herz, frisches Geflügelfleisch und Gefrierware, Fleischkonserven, Corned Beef, Fleischpasteten, Bratenaufschnitt, Brühe, Brühwürste aller Sorten (Wiener, Bockwurst, Bierschinken, Jagdwurst), Kochwurst (Leberwürste, Blutwürste), Kassler, Pökelfleisch, Schinken, Speck	Schweineleber max. 100 g, frische Knacker max. 100 g, Teewurst, Mettwurst, feine Braunschweiger bis 50 g	Rinder- und Geflügelleber, Nieren aller Schlachttiere, Suppen- und Brühwürfel, industriell hergestellte Fertigsoßen, Wildfleisch mit starker Alterung, hart ausgereifte Salami, Rohwürste

Ernährungsrichtlinien			
	erlaubt	**in geringen Mengen**	**verboten (tyraminreich)**
Milch	frische Rohmilch, Trinkmilch pasteurisiert, H-Milch, Butter, Sahne, saure Sahne, Buttermilch, Kaffeesahne, Quark, Frischkäse und -zubereitungen, Schmelzkäse	halbfeste Schnittkäse aus pasteurisierter Milch (z.B. Gouda) jeweils 1 Scheibe à 20 g, Joghurt, Kefir ca. 100 mg, Vanille- und Fruchteis 1 Kugel	salzlakengereifte Hartkäse (z.B. Emmentaler, Parmesan), Edelschimmelkäse (z.B. Camembert), Käse mit Schmierebildung (z.B. Limburger, Harzer Käse), Schokoladen- und Nougateis
Nüsse	Kokosnuss, Haselnuss, Erdnuss, Cashewnuss, Paranuss, Haselnussmus und -marzipan	Haselnussnougat bis 20 g	Walnuss
Sonstige	Honig, Zuckerrübensirup		

Lithiumaugmentation*

- Die Lithiumaugmentation ist ein speziell für die Behandlung therapieresistenter Depressionen besonders gut untersuchtes Verfahren, da es aufgrund seiner Definition nur bei Patienten angewendet wird, die auf mindestens eine Antidepressiva-Monotherapie nicht ansprachen.
- **Definition:** Hinzugabe von Lithium zu einem Antidepressivum, das nach ausreichend langer Dauer allein keine Wirksamkeit entfaltet hat, um hiermit doch noch ein Ansprechen auf die Pharmakotherapie zu erzielen.

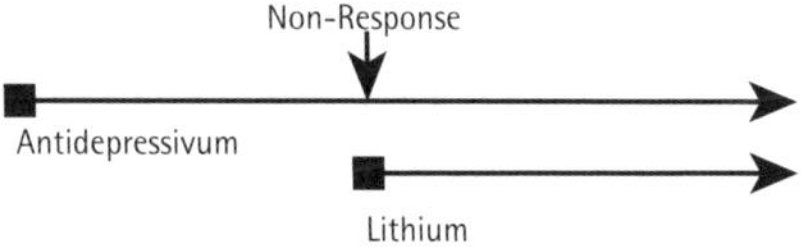

Abb. 6: Schema Lithiumaugmentation

- **Wirksamkeit:** Gut belegt; zehn doppelblinde, randomisierte Studien zeigten, dass die Chance, auf eine Lithiumaugmentation anzusprechen, über dreimal so groß ist wie bei einer Placebo-Augmentation.

- **Durchführung:** Unter Beachtung der üblichen erforderlichen Voruntersuchungen und Kontraindikationen (→ **S. 89**) wird Lithium zum Zwecke der Augmentation eher rasch aufdosiert und unter regelmäßigen Lithium-Serumspiegel-Kontrollen ein üblicher therapeutischer Spiegel im Bereich von 0,6 bis 0,9 mmol/l angestrebt.
- Unter diesem Spiegel sollte die Wirkung zwei Wochen lang beobachtet und im Fall der Non-Response die Lithiumbehandlung auch wieder beendet werden, sofern keine weitere Indikation für Lithium besteht.
- Im Fall der Response ist die Kombination aus Lithium und Antidepressivum im Sinne der Erhaltungstherapie für sechs bis zwölf Monate fortzuführen.
- Für eine Lithiumaugmentation wird man sich insbesondere entscheiden, wenn
  - der Patient das Antidepressivum gut verträgt und gerne weiternehmen möchte,
  - eine gewisse Partialresponse eingetreten ist, die durch ein Absetzen des Antidepressivums nicht gefährdet werden soll,
  - eine prophylaktische Lithiumbehandlung ohnehin bei dem Patienten indiziert ist,
  - der Patient an einer Depression im Rahmen einer bipolar affektiven Erkrankung leidet, da hier Lithium zusätzlich Schutz vor einem Umschlag in die Manie bietet,
  - die gut belegte antisuizidale Wirksamkeit von Lithium genutzt werden soll.

**Bschor T (2008): Lithiumaugmentation. In: Bschor T (Hrsg.): Behandlungsmanual therapieresistente Depression. Pharmakotherapie - somatische Therapieverfahren - Psychotherapie. Kohlhammer, Stuttgart, S. 116–128; Bschor 2008b*

Augmentation mit atypischen Neuroleptika

In jüngerer Zeit konnten kontrollierte Studien auch die Wirksamkeit einer Augmentation mit atypischen Neuroleptika zeigen. Am besten untersucht sind Quetiapin, Olanzapin und Risperidon; im Unterschied zur Lithiumaugmentation als Off-Label-Behandlung zu betrachten. Auch hierbei sind die entsprechenden Kontraindikationen und Nebenwirkungen zu beachten (→ **S. 115**).

Antidepressiva-Hochdosistherapie

- Wie eine aktuelle systematische Übersichtsarbeit zeigt*, gilt die Annahme „viel hilft viel" nur für einen Teil der Antidepressiva. Verschiedene Studien zeigen übereinstimmend, dass eine Hochdosisbehandlung bei SSRI nicht zu einer zusätzlichen Wirkung, sondern lediglich zu einem Mehr an Nebenwirkungen führt. Die Dosiseskalation von SSRI bei Non-Response auf die Standarddosis kann daher nicht als sinnvolles Vorgehen bezeichnet werden.
- Für TZA, Tranylcypromin und Venlafaxin hingegen lässt sich eine Dosis-Wirkungs-Beziehung zeigen, sodass hier eine Hochdosisbehandlung durchaus ein rationaler nächster Behandlungsschritt sein kann. Zu Dosierungsempfehlungen für Hochdosisbehandlung siehe → **S. 36**.

- Zu den nicht erwähnten Antidepressiva liegen leider bislang nur unzureichende Erkenntnisse über die Wirksamkeit einer Hochdosistherapie vor.
- Folgende Argumente sprechen für eine Hochdosisstufe bei Non-Response auf die Standarddosis:
  - Der Patient erhält ein TZA, Venlafaxin oder Tranylcypromin.
  - Der Patient verträgt die Standarddosis gut.
  - Der Patient hat eine positive Einstellung zur Substanz.

**Adli M, Baethge C, Heinz A, Langlitz N, Bauer M (2005): Is dose escalation of antidepressants a rational strategy after a medium-dose treatment has failed? A systematic review. Eur Arch Psychiatry Clin Neurosci 255:387–400*

Kombination zweier Antidepressiva*

- Studien, in denen die Kombination eines TZA mit einem MAO-Hemmer untersucht wurde, ergaben sämtlich **keinen** Behandlungsvorteil dieser Kombination.
- Studien, die die Kombination aus einem SSRI und einem TZA untersuchten, zeigten nur zur Hälfte eine Überlegenheit dieser Kombination über die Monotherapie.
- Am ausführlichsten untersucht wurde die Kombination eines Wiederaufnahmehemmers (SSRI oder TZA) mit einem Blocker des präsynaptischen Autorezeptors (Mianserin, Mirtazapin oder Trazodon). Der präsynaptisch gelegene Autorezeptor dient der Selbststeuerung der Synapse im Sinne einer negativen Rückkopplung. Die drei genannten Medikamente blockieren diesen Rezeptor und führen durch die Blockade der negativen Rückkopplung zu einer vermehrten Freisetzung von Serotonin oder Noradrenalin in den synaptischen Spalt (→ **S. 39**).
- Die Kombination aus Wiederaufnahmehemmer und Blocker der präsynaptischen Autorezeptoren ist besonderes gut untersucht. Hier wird in besonderer Weise ein Synergismus erwartet, da es beim Einsatz von Wiederaufnahmehemmern allein dadurch zu einer partiellen Wirkabschwächung kommt, dass die erhöhte Neurotransmitterkonzentration auch den Autorezeptor stimuliert. Fast 90 % der Studien zeigten eine Überlegenheit der Kombination über eine Monotherapie, sodass es sich hierbei um eine empfehlenswerte Strategie handelt.
- Auch klinisch werden SSRI gerne mit Mirtazapin, Mianserin oder Trazodon kombiniert, da diese im Unterschied zu den SSRI eine sedierende Wirkung haben und am Abend gegeben werden können. Bei Mianserin ist das Risiko der Blutbildschädigung und bei Trazodon (bei Männern) die seltene Gefahr eines Priapismus zu bedenken.
- Auf Basis der vorhandenen Datenlage ist nicht sicher zu entscheiden, ob beide Kombinationspartner in den üblichen Dosierungen verabreicht werden müssen oder ob niedrigere Dosen genügen. Vermutlich führen Standarddosierungen zu einer größeren Wirksamkeit.
- **Kontraindiziert** ist die Kombination **MAO-Hemmer mit serotonergen Antidepressiva (SSRI, SNRI, Clomipramin)** (→ **S. 65**).
- Grundsätzlich muss bei Antidepressiva-Kombinationen mit Wechselwirkungen und nicht vorhersehbaren Nebenwirkungen gerechnet werden. So ist z. B. die hemmende Wirkung von Fluoxetin, Fluvoxamin, Paroxetin, Bupropion und Moclobemid auf das Cytochrom-P450-System zu bedenken (→ **S. 41**).

- Für eine Antidepressiva-Kombination wird man sich insbesondere entscheiden, wenn
  - der Patient das erste Antidepressivum gut verträgt und gern weiternehmen möchte,
  - eine gewisse Partialresponse eingetreten ist, die durch ein Absetzen des Antidepressivums nicht gefährdet werden soll,
  - zu einem bislang verordneten nicht sedierenden Antidepressivum die sedierende Wirkung eines zweiten Antidepressivums genutzt werden soll.

**Bschor T, Hartung HD (2008): Antidepressiva-Kombinationsbehandlung. In: Bschor T (Hrsg.): Behandlungsmanual therapieresistente Depression. Pharmakotherapie - somatische Therapieverfahren - Psychotherapie. Kohlhammer, Stuttgart, S. 86–101*

Elektrokrampftherapie (EKT)

Hauptindikation für die EKT ist heute die therapieresistente Depression. Responseraten von 50–85 % und von immer noch 50–75 % bei Non-Respondern auf eine vorhergehende Antidepressivatherapie konnten in den Wirksamkeitsstudien gefunden werden; zur Durchführung siehe → **S. 53**.

Schilddrüsenhormon-Behandlung*

- Aufgrund einer erhöhten Prävalenz (latenter) Hypothyreosen bei affektiv erkrankten Patienten und aufgrund gewisser Überschneidungen der Symptomatik von Hypothyreose und depressiven Syndromen wurde bereits seit den 1950er Jahren wiederholt der Einsatz von Schilddrüsenhormonen in der Depressionsbehandlung auch bei schilddrüsengesunden Patienten untersucht. Beide Schilddrüsenhormone (Trijodthyronin und Thyroxin) wurden eingesetzt, überwiegend zusätzlich (augmentativ) zu einem Antidepressivum.
- Die Zugabe von **Trijodthyronin (T_3)** in einer Dosis von 25 bis 50 µg/d zu einem Antidepressivum zeigte in den meisten Untersuchungen einen zusätzlichen antidepressiven Effekt, in einigen jedoch nicht. Eine Metaanalyse aller kontrollierten Studien zeigt einen eher schwachen Beleg für die Wirksamkeit dieses Verfahrens.**
- **Thyroxin (T_4)** ist als Vorläuferhormon für T_3 schwächer wirksam. Aufgrund der besseren Verträglichkeit kann hier auch mit höheren, supraphysiologischen Dosierungen behandelt werden. Standarddosierungen, wie sie in der inneren Medizin zur Substitution eingesetzt werden (50–150 µg/d), entfalten keine Wirkung auf affektive Erkrankungen, da es aufgrund der negativen Rückkopplung im Rahmen der Autoregulation dieses endokrinologischen Systems zu keiner Nettoerhöhung der peripheren Schilddrüsenhormone kommt.
- In offenen Studien mit therapierefraktären depressiven Patienten wurden mit Tagesdosierungen von 400–600 µg Thyroxin zusätzlich zu einem Antidepressivum Responseraten von 50 % erzielt. Erstaunlich hierbei war die unerwartet gute Verträglichkeit dieser Dosierungen.
- Aus offenen Studien liegen auch Erfahrungen mit hochdosiertem Thyroxin zur Phasenprophylaxe rezidivierender uni- und bipolarer affektiver Erkrankungen vor, die auf Standardstrategien zur Phasenprophylaxe nicht ansprachen.

- Auch hier wude Thyroxin zusätzlich zu anderen stimmungsstabilisierenden Medikamenten gegeben. Hierbei schützt Thyroxin nicht nur vor depressiven, sondern (sogar effektiver) auch vor manischen Rezidiven. Unter regelmäßigen Kontrolluntersuchungen (s.u.) nehmen einige Patienten mit gutem Erfolg hochdosiertes Thyroxin seit über zehn Jahren ein.
- Es handelt sich bei der Schilddrüsenhormon-Behandlung um eine **experimentelle Therapie**, d.h., die Nachweise für die Wirksamkeit beruhen nur auf wenigen, kleinen und häufig nicht kontrollierten Studien. Die Patienten müssen über den experimentellen Charakter der Behandlung aufgeklärt sein und zustimmen.

Durchführung der Schilddrüsenhormon-Therapie	
Indikation	• therapieresistente Depression • prophylaxeresistente affektive Erkrankungen • Rapid Cycling
Kontra-indikation	• Schilddrüsenüberfunktion, autonome Adenome • Myokardinfarkt, Herzrhythmusstörungen, Herzinsuffizienz, instabile arterielle Hypertonie • schwere hirnorganische Veränderungen • Schwangerschaft, Stillzeit, postmenopausale Frauen mit Osteopenie oder Osteoporose • Alter > 70 Jahre • aktuell manische/hypomane Syndrome • schwere Allgemeinerkrankungen
Patienten-aufklärung	experimenteller Charakter der Therapie, Patientenzustimmung einholen
Vorunter-suchungen	körperliche Untersuchung, RR, EKG, Langzeit-EKG, Röntgen-Thorax, Routinelabor, T_3, T_4, TSH, Schilddrüsen-Autoantikörper
Dosis T_3	25 bis 50 µg/d
Dosis T_4	• zur Aufdosierung Start mit 50 µg/d, dann + 50 µg/d alle 3 Tage • Ziel: ca. 400 µg/d, nach Verträglichkeit • stets Einmalgabe am Morgen • das TSH sollte unter der L-Thyroxin-Hochdosisbehandlung supprimiert sein, das fT_4 im Serum um ca. 50% gegenüber dem Ausgangswert steigen • bei Auftreten von typischen hyperthyreoten Nebenwirkungen (s.u.) muss die Dosis reduziert oder langsamer gesteigert werden

Durchführung der Schilddrüsenhormon-Therapie	
Behandlungsdauer mit hochdosiertem T_4	• Aufgrund der langen Halbwertszeit von Thyroxin (ca. eine Woche) stellt sich ein Steady State erst verzögert ein. • Daher muss die Behandlung der therapieresistenten Depression über mindestens acht Wochen erfolgen, da vorher der Erfolg nicht zuverlässig beurteilt werden kann. • Bei prophylaxerefraktären affektiven Erkrankungen wird eine Behandlungsdauer von mindestens einem Jahr bis zur Beurteilung der Wirksamkeit empfohlen (bei Rapid Cycling: sechs Monate). • Aufgrund der langen HWZ kann die Thyroxineinnahme in der Regel abrupt beendet werden.
Kontrolluntersuchungen	• **während Aufdosierung**: 1 x/Woche RR, Puls, Gewicht, EKG, Schilddrüsen-Labor, Hyperthyreosezeichen • **später**: mindestens alle zwei Monate RR, Puls, Gewicht, EKG, Schilddrüsen-Labor, Hyperthyreosezeichen • **kardiologische Kontrollen**: 1 x/Jahr
Hyperthyreosezeichen	• **psychische Symptome**: Nervosität, Hyperaktivität, Ängstlichkeit, Irritabilität, Ruhelosigkeit, Konzentrationsstörungen • **vegetative Symptome:** Hitzeunverträglichkeit, Hitzewallungen, starkes Schwitzen, trockener Mund, gesteigerter Appetit, Muskelschwäche/-schmerzen, Schlafstörungen, Erschöpfbarkeit • **neurologische Symptome:** Kopfschmerzen, Tremor, Schwindel • **gastrointestinale Symptome:** Übelkeit, Diarrhoe, Gewichtsabnahme • **Hauterscheinungen:** brüchige Nägel, Haarausfall • **kardiopulmonale Symptome:** Belastungsdyspnoe, Herzklopfen/-rasen, Ödeme

Vergleich der Schilddrüsenhormon-Therapie		
	Trijodthyronin (T_3)	**Thyroxin (T_4)**
pro	schneller wirksam, mehr Studien	gute Verträglichkeit, breiter Dosisbereich, auch Langzeiterfahrungen
contra	mehr Nebenwirkungen, enger Dosisbereich, auch Studien mit negativem Therapieergebnis	schwache Studienlage, große Wirklatenz

** Köberle U (2008): Augmentation mit Schilddrüsenhormonen. In: Bschor T (Hrsg): Behandlungsmanual therapieresistente Depression. Kohlhammer, Stuttgart, S.129–141*
*** Aronson R et al. (1996) Arch Gen Psychiatry; 53:842-848*

Zusammenfassung

- Therapieresistente Depressionen sind **nicht** unbehandelbare Erkrankungen.
- Bleibt eine Antidepressiva-Behandlung ohne Erfolg, kann eine Serumspiegelbestimmung im Sinne des **therapeutischen Drug-Monitoring** (→ **S. 37**) helfen, Non-Compliance, genetische oder durch Comedikation bedingte Metabolisierungsabweichungen zu erkennen. Therapeutische Blutspiegel sind insbesondere für TZA und Venlafaxin etabliert.
- Für TZA, Venlafaxin und Tranylcypromin besteht eine Dosis-Wirkungs-Beziehung, sodass eine Hochdosisbehandlung zusätzliches therapeutisches Potential beinhaltet. Dies gilt nicht für SSRI.
- Der Wechsel des Antidepressivums ist eine häufig angewandte, aber nicht wissenschaftlich belegte Strategie, weswegen sie im Behandlungsverlauf nicht mehr als einmal eingesetzt werden sollte.
- Die am besten belegte Pharmakostrategie bei therapieresistenten Depressionen ist die **Lithiumaugmentation**. Metaanalysen zeigen, dass Patienten dreimal so häufig auf eine Lithium- wie auf eine Placebo-Augmentation ansprechen.
- Bei den **Antidepressiva-Kombinationen** konnte nur für die Kombination eines Wiederaufnahmehemmers (SSRI oder TZA) mit einem Blocker des präsynaptischen Autorezeptors (Mianserin, Mirtazapin oder Trazodon) gezeigt werden, dass sie wirksamer ist als die Monotherapie.
- Der irreversible MAO-Hemmer **Tranylcypromin** entfaltet vermutlich eine besondere Wirksamkeit bei therapieresistenten Depressionen. Die übliche Dosis bei diesen Verläufen liegt um 60 mg am Tag.
- Die **Elektrokrampftherapie** ist das wirksamste antidepressive Behandlungsverfahren auch bei therapieresistenten Verläufen. Klinisches Hauptproblem ist die hohe Frührezidivrate.
- Auch wenn psychotherapeutische Verfahren kaum speziell für therapieresistente Depressionen untersucht wurden, liegt in der **Psychotherapie** bei chronifizierten/therapieresistenten Depressionen häufig der Schlüssel zum Behandlungserfolg.
- Zentral für den Erfolg der Behandlung therapieresistenter Depressionen ist es, die Vielzahl der Behandlungsmöglichkeiten in einer sinnvollen Reihenfolge mit dem richtigen Schritttempo im Sinne eines systematisierten **Therapiealgorithmus** einzusetzen. Am Ende jeder Behandlungsstufe sollte standardisiert die Depressionsschwere erfasst und hiervon der Übergang in die nächste Behandlungsstufe abhängig gemacht werden. Kontrollierte Studien konnten den Vorteil antidepressiver Therapiealgorithmen gegenüber freier Behandlung eindrucksvoll zeigen.

4 Diagnostik bipolar affektiver Störungen

4.1 Manie-Screening

Manie-Screening (Selbstbeurteilung): The Mood Disorder Questionnaire		
1. Gab es einmal einen Zeitabschnitt in Ihrem Leben, in dem Sie anders fühlten und handelten als sonst und in dem ...	**ja**	**nein**
... Sie so gehobener Stimmung waren, dass Ihre Mitmenschen den Eindruck hatten, Sie seien anders als sonst, oder dass Sie Schwierigkeiten mit Ihren Mitmenschen bekamen?		
... Sie sich so gereizt fühlten, dass Sie Mitmenschen anschrien oder in Streitigkeiten oder Handgreiflichkeiten verwickelt wurden?		
... Sie sich sehr viel selbstbewusster fühlten als gewöhnlich?		
... Sie weniger Schlafbedürfnis hatten?		
... Sie mehr Rededrang verspürten oder schneller sprachen als sonst?		
... Ihre Gedanken zu rasen begannen?		
... Sie so schnell abgelenkt wurden von äußeren Ereignissen, dass Sie sich nicht mehr konzentrieren konnten?		
... Sie viel mehr Energie hatten als sonst und sich leistungsfähiger fühlten?		
... Sie deutlich mehr Aktivitäten durchführten als gewöhnlich?		
... Sie geselliger waren als sonst oder Sie weniger soziale Hemmungen hatten (z.B. mitten in der Nacht einen Freund anriefen)?		
... Sie mehr Interesse an Sex hatten als sonst?		
... Sie Dinge taten, die für Sie untypisch sind bzw. von denen Mitmenschen sagten, sie seien übertrieben, leichtsinnig oder riskant?		
... Sie so viel Geld ausgaben, dass Sie sich in finanzielle Schwierigkeiten brachten?		
2. Haben Sie mehr als eine Frage mit ja beantwortet? Wenn ja: sind manche der oben genannten Symptome innerhalb desselben Zeitabschnitts aufgetreten?		
3. Wie problematisch schätzen Sie die Schwierigkeiten ein, die Ihnen durch diese Erlebens- und Verhaltensweisen erwachsen sind, z.B. familiäre Schwierigkeiten, finanzielle oder rechtliche Probleme, Streitigkeiten oder Handgreiflichkeiten? Nicht problematisch? Problematisch?		
Hirschfeld RM (2002): The Mood Disorder Questionnaire. Prim Care Companion J Clin Psychiatry, Feb; 4(1):9–11		

4.2 Diagnose bipolar affektiver Erkrankungen

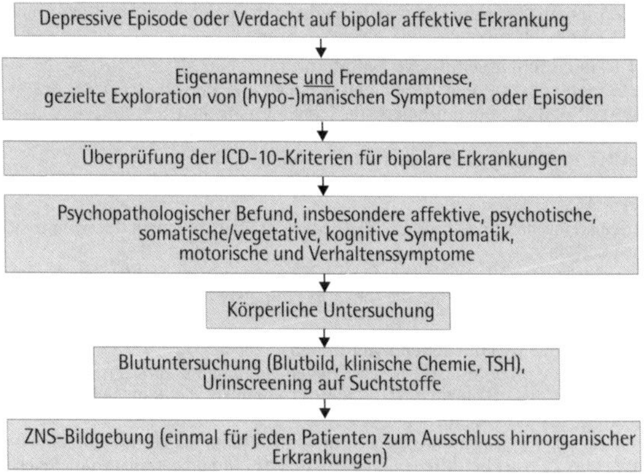

4.3 ICD-10-Klassifikation mit Kriterien*

Manische Episode

- Alle Untergruppen dieser Kategorie dürfen nur für **eine** einzelne Episode verwendet werden.
- Hypomanische oder manische Episoden bei Betroffenen, die früher eine oder mehrere affektive (depressive, hypomanische, manische oder gemischte) Episoden hatten, sind unter bipolarer affektiver Störung (F31.-) zu klassifizieren.

Inklusive: Bipolare Störung, einzelne manische Episode

F30.0 Hypomanie

- Eine Störung, charakterisiert durch eine anhaltende, leicht gehobene Stimmung, gesteigerten Antrieb und Aktivität und in der Regel auch ein auffallendes Gefühl von Wohlbefinden und körperlicher und seelischer Leistungsfähigkeit.
- Gesteigerte Geselligkeit, Gesprächigkeit, übermäßige Vertraulichkeit, gesteigerte Libido und vermindertes Schlafbedürfnis sind häufig vorhanden, aber nicht in dem Ausmaß, dass sie zu einem Abbruch der Berufstätigkeit oder zu sozialer Ablehnung führen.

- Reizbarkeit, Selbstüberschätzung und flegelhaftes Verhalten können an die Stelle der häufigen euphorischen Geselligkeit treten.
- Die Störungen der Stimmung und des Verhaltens werden nicht von Halluzinationen oder Wahn begleitet.

F30.1 Manie ohne psychotische Symptome

- Die Stimmung ist situationsinadäquat gehoben und kann zwischen sorgloser Heiterkeit und fast unkontrollierbarer Erregung schwanken.
- Die gehobene Stimmung ist mit vermehrtem Antrieb verbunden, dies führt zu Überaktivität, Rededrang und vermindertem Schlafbedürfnis.
- Die Aufmerksamkeit kann nicht mehr aufrechterhalten werden, es kommt oft zu starker Ablenkbarkeit.
- Die Selbsteinschätzung ist mit Größenideen oder übertriebenem Optimismus häufig weit überhöht.
- Der Verlust normaler sozialer Hemmungen kann zu einem leichtsinnigen, rücksichtslosen oder in Bezug auf die Umstände unpassenden und persönlichkeitsfremden Verhalten führen.

F30.2 Manie mit psychotischen Symptomen

- Zusätzlich zu dem unter F30.1 beschriebenen klinischen Bild treten Wahn (zumeist Größenwahn) oder Halluzinationen (zumeist Stimmen, die unmittelbar zum Betroffenen sprechen) auf.
- Die Erregung, die ausgeprägte körperliche Aktivität und die Ideenflucht können so extrem sein, dass der Betroffene für eine normale Kommunikation unzugänglich wird.

Inklusive: – Manie mit parathymen psychotischen Symptomen
– Manie mit synthymen psychotischen Symptomen
– Manischer Stupor

F30.8 Sonstige manische Episoden

F30.9 Manische Episode, nicht näher bezeichnet

Inklusive: Manie o.n.A.

F31.- Bipolare affektive Störung

- Hierbei handelt es sich um eine Störung, die durch wenigstens zwei Episoden charakterisiert ist, in denen Stimmung und Aktivitätsniveau des Betroffenen deutlich gestört sind.
- Diese Störung besteht einmal in gehobener Stimmung, vermehrtem Antrieb und Aktivität (Hypomanie oder Manie), dann wieder in einer Stimmungssenkung und vermindertem Antrieb und Aktivität (Depression).
- Wiederholte (hypo-)manische Episoden sind ebenfalls als bipolar zu klassifizieren.

Inklusive: manisch-depressiv: – Krankheit
– Psychose
– Reaktion

Exklusive: – Bipolare affektive Störung, einzelne manische Episode (F30.-)
– Zyklothymia (F34.0)

F31.0 Bipolare affektive Störung, gegenwärtig hypomanische Episode
Der betroffene Patient ist gegenwärtig hypomanisch (siehe F30.0) und hatte wenigstens eine weitere affektive Episode (hypomanisch, manisch, depressiv oder gemischt) in der Anamnese.

F31.1 Bipolare affektive Störung, gegenwärtig manische Episode ohne psychotische Symptome
Der betroffene Patient ist gegenwärtig manisch ohne psychotische Symptome (siehe F30.1) und hatte wenigstens eine weitere affektive Episode (hypomanisch, manisch, depressiv oder gemischt) in der Anamnese.

F31.2 Bipolare affektive Störung, gegenwärtig manische Episode mit psychotischen Symptomen
Der betroffene Patient ist gegenwärtig manisch mit psychotischen Symptomen (F30.2) und hatte wenigstens eine weitere affektive Episode (hypomanisch, manisch, depressiv oder gemischt) in der Anamnese.

F31.3 Bipolare affektive Störung, gegenwärtig leichte oder mittelgradige depressive Episode
Der betroffene Patient ist gegenwärtig depressiv wie bei einer leichten oder mittelgradigen depressiven Episode (siehe F32.0 oder F32.1) und hatte wenigstens eine eindeutig diagnostizierte hypomanische, manische oder gemischte Episode in der Anamnese.

F31.4 Bipolare affektive Störung, gegenwärtig schwere depressive Episode ohne psychotische Symptome
Der betroffene Patient ist gegenwärtig depressiv wie bei einer schweren depressiven Episode ohne psychotische Symptome (siehe F32.2) und hatte wenigstens eine eindeutig diagnostizierte hypomanische, manische oder gemischte Episode in der Anamnese.

F31.5 Bipolare affektive Psychose, gegenwärtig schwere depressive Episode mit psychotischen Symptomen
Der betroffene Patient ist gegenwärtig depressiv wie bei einer schweren depressiven Episode mit psychotischen Symptomen (siehe F32.3) und hatte wenigstens eine eindeutig diagnostizierte hypomanische, manische oder gemischte Episode in der Anamnese.

F31.6 Bipolare affektive Psychose, gegenwärtig gemischte Episode
Der betroffene Patient hatte wenigstens eine eindeutig diagnostizierte hypomanische, manische, depressive oder gemischte affektive Episode in der Anamnese und zeigt gegenwärtig entweder eine Kombination oder einen raschen Wechsel von manischen und depressiven Symptomen.

Exklusive: Einzelne gemischte affektive Episode (F38.0)

F31.7 Bipolare affektive Psychose, gegenwärtig remittiert

- Der betroffene Patient hatte wenigstens eine eindeutig diagnostizierte hypomanische, manische oder gemischte affektive Episode und wenigstens eine weitere affektive Episode (hypomanisch, manisch, depressiv oder gemischt) in der Anamnese; in den letzten Monaten und gegenwärtig besteht keine deutliche Störung der Stimmung.
- Auch Remissionen während einer prophylaktischen Behandlung sollen hier kodiert werden.

F31.8 Sonstige bipolare affektive Störungen

Inklusive: - Bipolar-II-Störung
- Rezidivierende manische Episoden o.n.A.

F31.9 Bipolare affektive Störung, nicht näher bezeichnet

F34.- Anhaltende affektive Störungen

- Hierbei handelt es sich um anhaltende und meist fluktuierende Stimmungsstörungen, bei denen die Mehrzahl der einzelnen Episoden nicht ausreichend schwer genug ist, um als hypomanische oder auch nur leichte depressive Episoden gelten zu können.
- Da sie jahrelang, manchmal den größeren Teil des Erwachsenenlebens, andauern, ziehen sie beträchtliches subjektives Leiden und Beeinträchtigungen nach sich. Gelegentlich können rezidivierende oder einzelne manische oder depressive Episoden eine anhaltende affektive Störung überlagern.

F34.0 Zyklothymia

- Hierbei handelt es sich um eine andauernde Instabilität der Stimmung mit zahlreichen Perioden von Depression und leicht gehobener Stimmung (Hypomanie), von denen aber keine ausreichend schwer und anhaltend genug ist, um die Kriterien für eine bipolare affektive Störung (F31.-) oder rezidivierende depressive Störung (F33.-) zu erfüllen.
- Diese Störung kommt häufig bei Verwandten von Patienten mit bipolarer affektiver Störung vor.
- Einige Patienten mit Zyklothymia entwickeln schließlich selbst eine bipolar affektive Störung.

Inklusive: - Affektive Persönlichkeit(sstörung)
- Zykloide Persönlichkeit
- Zyklothyme Persönlichkeit

*WHO 1994, 2009

4.4 Young Mania Rating Scale

Young Mania Rating Scale (YMRS)						
gehobene Stimmung	keine	evtl. leicht ↑, fröhlich, inhaltlich angemessen	subjektiv ↑, optimistisch, selbstbewusst	↑, dem Inhalt nicht angemessen, humorvoll	euphorisch, unpassendes Lachen, Singen	0-4
gesteigerte motorische Aktivität/ Energie	keine	subjektiv ↑	lebhaft, vermehrte Gestik	Energie ↑ ↑, z.T. hyperaktiv, unruhig – beruhigbar	motorisch erregt, ständig überaktiv – nicht beruhigbar	0-4
sexuelles Interesse	normal, nicht ↑	möglicherweise oder leicht ↑	subjektiv ↑	spontan vorgebrachte sexuelle Inhalte	offenkundlich sexuelle Handlungen	0-4
Schlaf	normal	Schlafdauer reduziert um < 1 h	Schlafdauer reduziert um > 1 h	Bericht über reduziertes Schlafbedürfnis	bestreitet, Schlaf zu benötigen	0-4
Reizbarkeit	keine	subjektiv ↑	z.T. reizbar, zornig	oft reizbar, immer kurz angebunden	feindselig, unkooperativ	0-8
Sprechweise (Tempo + Quantität)	nicht ↑	fühlt sich zum Sprechen aufgelegt	z.T. Tempo + Quantität ↑, z.T. geschwätzig	immer Tempo + Quantität ↑, schwer zu unterbrechen	getrieben; nicht zu unterbrechen	0-8
Sprach-/ Denkstörung	keine	gering ablenkbar, schnelles Denken	ablenkbar, Gedankenjagen	Ideenflucht, Danebenreden, Reime, Echolalie	inkohärent, Kommunikation nicht möglich	0-4
Inhalte	normal	bedenkliche Pläne	hat besondere Pläne, ist überreligiös	grandiose oder paranoide Ideen	Wahn, Halluzinationen	0-8
expansiv-aggressives Verhalten	keins	sarkastisch, z.T. laut, auf der Hut	fordernd, drohend	bedroht, schreit	wird tätlich, destruktiv	0-8

äußere Erscheinung	angemessen	leicht vernachlässigt	ungepflegt, übertrieben gekleidet	unordentlich, unvollständig gekleidet, stark geschminkt	total vernachlässigt, bizarr gekleidet	0-4
Einsicht	vorhanden	hält sich evtl. für krank	Verhaltensänderung, streitet Krankheit ab	evtl. Verhaltensänderung, streitet Krankheit ab	bestreitet jegliche Verhaltensänderung	0-4

Auswertung
Minimum Score: 0, Maximum Score: 60
Bewertung der Items mit Punktwert 0–4 Punkte: 0 – 1 – 2 – 3 – 4 Punkte
Bewertung der Items mit Punktwert 0–8 Punkte: 0 – 2 – 4 – 6 – 8 Punkte

Young RC (1978) Br J Psychiatry; 133:429–433

5 Therapie bipolar affektiver Störungen

5.1 Therapie der bipolaren Depression

5.1.1 Therapiealgorithmus

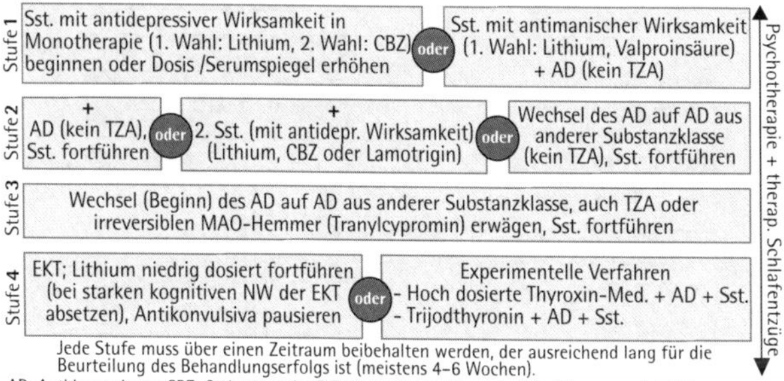

Jede Stufe muss über einen Zeitraum beibehalten werden, der ausreichend lang für die Beurteilung des Behandlungserfolgs ist (meistens 4–6 Wochen).

AD: Antidepressivum; CBZ: Carbamazepin; EKT: Elektrokrampftherapie; Sst.: Stimmungsstabilisierer

5.1.2 Akuttherapie der bipolaren Depression

Medikamente	Dosierung
Antidepressiva	siehe Antidepressiva → **S. 31**
Lithium	siehe Lithiumtherapie → **S. 88** • nur bei leichten bis mittelgradigen bipolaren Depressionen als Monotherapie • Startdosis 12,2–18,3 mmol/l (stationär unter Spiegelkontrolle auch 24,4 mmol/d) • therapeutische Dosis nach Serumspiegel; therapeutischer Serumspiegel 0,5–1,2 mmol/l
Lamotrigin	• Wirkung bei akuter bipolarer Depression nur unsicher und Zulassung nur zur Prävention • in Akutbehandlung wegen Erfordernis der sehr langsamen Aufdosierung zudem unpraktisch; siehe auch → **S. 110** • Startdosis: 25 mg/d; Erhöhung in 25-mg-Schritten 14-tägig; therapeutische Dosis 200 mg/d; Serumspiegel nicht etabliert • Nebenwirkungen: bedrohliche Hautreaktionen, insbesondere bei zu schneller Aufdosierung • in Kombination mit Valproinsäure Lamotrigindosis (Start- und Zieldosis) halbieren! • in Kombination mit Carbamazepin eher höhere Dosierungen notwendig

5.2 Therapie der akuten Manie

5.2.1 Therapiealgorithmus akute Manie

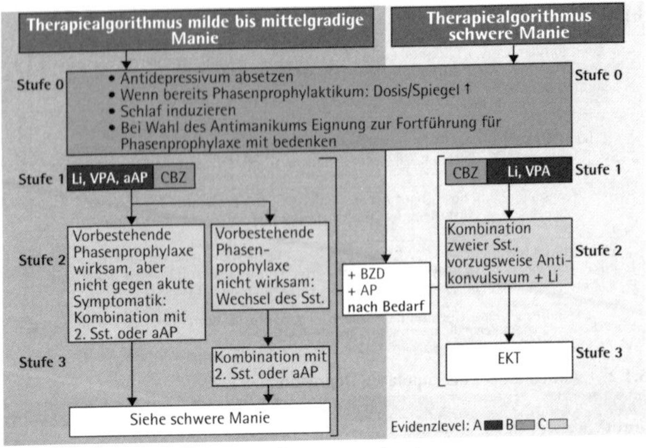

5.2.2 Notfalltherapie – akuter Erregungszustand

	Substanzklasse	Wirkstoff	Dosierung
	Benzodiazepin	Diazepam	10 mg p.o. od. langsam i.v. (Cave: Atemdepression); 1 x Wiederholung nach 30 min möglich; nicht bei Alkohol-/Drogenintoxikation
oder	Benzodiazepin	Lorazepam	1–2,5 mg p.o. oder langsam i.v. (Cave: Atemdepression); 1 x Wiederholung nach 30 min möglich; nicht bei Alkohol-/Drogenintoxikation
+ evtl.	hochpotentes Neuroleptikum	Haloperidol	10 mg p.o. oder langsam i.v.
oder	kurz wirksames Depotneuroleptikum	Zuclopenthixol	100–200 mg i.m.; Wirkdauer: 3 Tage
+ evtl.	niedrigpotentes Neuroleptikum	Levomepromazin, Promethazin	50–500 mg/d p.o.; Levomepromazin auch i.m.: 50–100 mg

5.2.3 Akuttherapie der Manie

Substanzklasse	Wirkstoff	Dosierung
Lithium (etablierte antimanische Wirkung, komplexer Wirkmechanismus)	**Lithium**	initial 12,2–18,3 mmol/d; stationär unter engmaschiger Spiegelkontrolle 24,4 mmol/d möglich; therapeutische Dosis nach Serumspiegel; antimanischer Zielserumspiegel im oberen therapeutischen Bereich mit 0,8–1,2 mmol/l (engmaschig kontrollieren); Nachteil: nur oral verfügbar; begrenzte Aufdosierungsgeschwindigkeit; Cave: Überdosierung (siehe Lithiumtherapie → **S. 88**)
oder (ggf. auch mit Lithium kombinierbar)		
atypisches Neuroleptikum	**Aripiprazol**	Startdosis 15 mg/d; therapeutische Dosis 15–30 mg/d; auch als Akut-i.m.-Injektion
	Olanzapin	initial 10–15 mg/d; therapeutische Dosis 5–20 mg/d (oft höhere Dosis erforderlich, jedoch keine Zulassung hierfür); therapeutischer Serumspiegel 20–80 ng/ml; auch als Akut-i.m.-Injektion oder Schmelztablette p.o.
	Quetiapin	Startdosis 100 mg/d; therapeutische Dosis 400–800 mg/d
	Risperidon	initial 2 mg/d; therapeutische Dosis 3–6 mg/d
	Ziprasidon	Startdosis 80 mg/d; 80–160 mg/d, auch als Akut-i.m.-Injektion
oder (ggf. auch mit Lithium kombinierbar)		
Antikonvulsivum (GABA-artige Wirkung)	**Valproinsäure**	initial 2–3 x 300 mg/d; therapeutische Dosis 750–2000 mg/d; Zielserumspiegel (50–)100 µg/ml (Spiegelkontrollen!); ggf. auch „i.v.-Loading“ mit 20 mg/kg/d möglich (i.v. oder p.o.)
zusätzlich bei stärkerer Unruhe (1. Wahl)		
Benzodiazepin (Verstärkung des hemmenden Neurotransmitters GABA)	**Diazepam**	10–40 mg/d; ggf. auch 10 mg langsam i.v.; Cave: Atemdepression
	Lorazepam	1–7,5 mg/d, ggf. auch 2 mg langsam i.v.; Cave: Atemdepression

zusätzlich bei stärkerer Unruhe (2. Wahl)		
niedrigpotentes Neuroleptikum (sedierend)	**Levomepromazin**	initial 50 mg, bis zur gewünschten Wirkung schrittweise steigern (stationär bis 800 mg/d)
	Promethazin	
zusätzlich bei wahnhafter (z.B. Größenwahn) oder anderer psychotischer Symptomatik		
Neuroleptikum (antipsychotische Wirkung durch Dopaminantagonismus)	**Haloperidol**	4–12 mg/d p.o.; i.v.-Applikation möglich

5.3 Phasenprophylaxe

5.3.1 Algorithmus Phasenprophylaxe

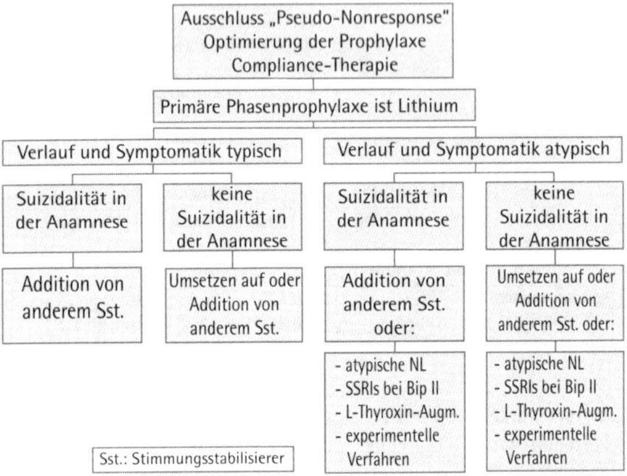

Berghöfer A, Adli M, Baethge C, Bauer M, Bschor T, Müller-Oerlinghausen B, Schäfer M, Schmitz B (2006): Phasenprophylaxe. In: Bauer M (Redaktion): Weißbuch Bipolare Störungen in Deutschland. 2. überarbeitete Auflage. Deutsche Gesellschaft für Bipolare Störungen e.V., ConferencePoint Verlag, Hamburg, S. 207–282

5.3.2 Phasenprophylaktika

- Phasenprophylaktika oder Stimmungsstabilisierer dienen der Rückfallprophylaxe bei unipolaren Depressionen oder bipolar affektiven (manisch-depressiven) Erkrankungen.
- Sie sollen das Auftreten neuer Krankheitsphasen verhindern oder zumindest den weiteren Krankheitsverlauf abschwächen (Phasen seltener, kürzer oder nicht mehr so schwer).
- Auch bei schizoaffektiven Erkrankungen können sie zur Rückfallprophylaxe verwandt werden.
- Phasenprophylaktika machen nicht abhängig.

Wirkstoff	Dosierung		bedeutsame NW (Auswahl)	Zulassungsstatus (D)			Zielserumspiegel
	Startdosis	Erhaltungsdosis		Manie	Bipol. Depress.	Phasenprophylaxe	
Lithium → **S. 88** → **S. 109**	12,2–18,3 mmol/d, stationär unter engmaschigen Spiegelkontrollen auch 24,4 mmol/d	nach Serumspiegel	Cave: Überdosierung, siehe Litiumtherapie → **S. 88**	x	x	x	0,5–1,2 mmol/l
Carbamazepin → **S. 110**	200–600 mg/d	400–1600 mg/d	Induktion von CYP-450-Enzymen, daher Wirkspiegelabfall anderer Medikamente; Müdigkeit, Schwindel (bei Überdosierung: Nystagmus), allerg. Hautreaktionen, Blutbildveränderungen, Hyponatriämie			wenn Lithium unwirksam/unverträglich	4–11 mg/l
Valproinsäure → **S. 111**	500–1000	750–2000 mg/d	Müdigkeit, Tremor, Gewichtszunahme, Haarausfall	x		x	50–100 mg/l

Wirkstoff	Dosierung		bedeutsame NW (Auswahl)	Zulassungsstatus (D)			Zielserumspiegel
	Startdosis	Erhaltungsdosis		Manie	Bipol. Depress.	Phasenprophylaxe	
Lamotrigin → S. 110	25 mg/d, Erhöhung in 14-Tagesschritten um 25 mg	200 mg/d	bedrohliche Hautreaktion (Stevens-Johnson-Syndrom), insbesondere bei zu schneller Aufdosierung. Kopfschmerzen, Schwindel			depressive Rezidive	-
Aripiprazol → S. 115	15 mg/d	15–30 mg/d	Müdigkeit, Kopfschmerz, Unruhe	x		manische Phasen, wenn Akutbehandlung einer Manie mit Aripiprazol erfolgreich war	-
Olanzapin → S. 116	5–10 mg/d	5–20 mg/d	Gewichtszunahme, metabolisches Syndrom, Müdigkeit, erhöhter Prolaktinspiegel	x		wenn Akutbehandlung einer Manie mit Olanzapin erfolgreich verlief	-

5.4 Lithiumtherapie

- Lithium ist ein besonderes Medikament. Anders als die sonstigen Pharmaka ist es kein komplexes Molekül, sondern ein Element (Li), noch dazu ein sehr kleines. Es wirkt daher intrazellulär; seine genaue Wirkungsweise ist aber bis heute nicht aufgeklärt (u.a. Beeinflussung von Second-Messenger-Systemen und Serotonin-verstärkende Effekte). Stabil kommt es nur als Salz vor (Lithiumcarbonat, Lithiumacetat u.a.), wirksam ist aber das atomare Lithium.

- Lithium wird, im Gegensatz zu den meisten Pharmaka, renal eliminiert (natürlich unmetabolisiert – der Körper betreibt ja keine Kernspaltung!). Nierenerkrankungen sind daher Kontraindikationen.
- Außerdem muss der Patient sich vor starkem Flüssigkeitverlust schützen (Anstieg der Lithium-Konzentration bei Wasserverlust, daher ausreichend Trinken und Cave bei Fieber, Schwitzen, Erbrechen, Diarrhoe etc.). Auch eine salzarme Diät und Diuretika können zu einem gefährlichen Anstieg der Lithium-Konzentration führen (Natrium und Lithium konkurrieren um die tubuläre Rückresorption)!
- Hauptindikationen:
  - Phasenprophylaxe unipolarer und bipolarer affektiver Störungen
  - akut antimanische Behandlung
  - akut antidepressive Behandlung im Rahmen einer Lithiumaugmentation
  - antisuizidale Wirkung

Vor Behandlungsbeginn

- Körperliche Untersuchung (internistisch/neurologisch)
- Körpergewicht
- Laboruntersuchung: Na^+, K^+, Blutzucker, T_3, T_4, TSH, Serum-Ca^{++}, Blutbild, Urin-Status, Schwangerschaftstest, Serum-Kreatinin, Abschätzung der Kreatinin-Clearance nach Cockcroft

Cockcroft-Formel

$$\text{Krea-Clearance} = \frac{(140 - \text{Alter}) \times \text{Körpergewicht [kg]}}{\text{Serum-Kreatinin [µmol/l]} \times 0{,}82 \text{ oder Serum-Kreatinin [mg/dl]} \times 72}$$

Frauen: x 0,85

Normwerte für die Kreatinin-Clearance (ml/min.)

Alter (J.)	30	40	50	60	70	80
Männer	110	100	90	80	70	60
Frauen	95	85	75	65	55	45

- Kontraindikationen ausschließen
- Risikoabwägung bei Vorliegen von relativen Kontraindikationen

absolute Kontraindikationen	relative Kontraindikationen
– akutes Nierenversagen – akuter Myokardinfarkt	– Niereninsuffizienz – Psoriasis – Schwangerschaft und Stillen – M. Addison

- ausführliche Patientenaufklärung (siehe Checkliste Patientenaufklärung → **S. 90**)

Checkliste Patientenaufklärung	✓
Flüssigkeitsverlust und Kochsalzmangel meiden **Verhaltensmaßregeln:** ausreichend Trinken insbesondere bei Hitze oder körperlicher Anstrengung; bei Flüssigkeitsverlust wie Fieber, starker Diarrhoe oder starkem Erbrechen Lithiumeinnahme unterbrechen und umgehend Spiegelkontrolle durchführen lassen; keine kochsalzarme oder Nulldiät	
jeden Arzt über die Lithiumbehandlung informieren	
keine Diuretika, ACE-Hemmer oder nicht steroidale Antiphlogistika ohne Rücksprache mit Lithium-verschreibendem Arzt einnehmen	
vor Narkosen Rücksprache mit Lithium-verschreibendem Arzt halten	
Informationen zu Nebenwirkungen (s.u.)	
Intoxikationszeichen (s.u.) **Verhaltensmaßregel:** bei Auftreten Lithiumeinnahme unterbrechen und sofortige Serumspiegelkontrolle durchführen lassen	
Erfordernis einer sicheren Kontrazeption	
Lithiumpass und Stimmungskalender aushändigen	

Durchführung der Lithiumtherapie

- Beginnen bei unbeeinträchtigter Nierenfunktion und Fehlen von Medikamenten, die den Lithium-Serumspiegel erhöhen (s.u.) mit 12–18 mmol Lithium pro Tag, verteilt auf zweimal täglich eine Gabe in zwölfstündigem Abstand
- **Cave:** Lithiumdosis immer nach mmol berechnen, da die verschiedenen Lithiumsalze (Lithiumcarbonat, Lithiumacetat, Lithiumaspartat, Lithiumsulfat) unterschiedliches Gewicht haben, aber der molekulare Lithiumanteil wirksam ist
- Dosierung nach Zwölf-Stunden-Serumspiegel anpassen, d.h. Blutentnahme am Morgen vor Einnahme der Medikation
- **therapeutisches Fenster: 0,6–1,0 mmol/l**
- Serumspiegelbestimmung anfangs wöchentlich, bei stabiler Langzeitbehandlung mindestens einmal pro Vierteljahr
- dabei immer auch kontrollieren: Kreatinin, Na, K, Ca im Serum
- Absetzen immer sehr langsam ausschleichend (Gefahr der Rezidiv-, insbesondere Manie-Induktion), sofern nicht wegen Intoxikation oder schweren Nebenwirkungen sofortiges Absetzen unumgänglich ist
- **Wechselwirkungen:** Diuretika, ACE-Hemmer und nicht steroidale Antiphlogistika (außer ASS) heben (gefährlich) den Lithium-Serumspiegel

Nebenwirkungen (auch bei therapeutischen Serumpiegeln)
- Polyurie, Polydypsie (Cave: Patient **soll** viel trinken!)
- feinschlägiger Tremor
- Gewichtszunahme
- Strumaentwicklung, (latente) Hypothyreose (ggf. additive Thyroxingabe!)
- Diarrhoe

erste Maßnahme: Absenken des Serumspiegels innerhalb des therapeutischen Bereichs

Intoxikation!
- Ataxie, Schwindel
- grobschlägiger Tremor
- Dysarthrie
- Übelkeit, Erbrechen
- Diarrhoe
- (dauerhafte) Nierenschädigung
- Rigor, Hyperreflexie, Krampfanfälle, Bewusstseinstrübung, Koma, Tod

5.5 Rapid Cycling

5.5.1 Definitionen

Rapid Cycling

Erste Definition: „Formen der manisch-depressiven Erkrankung mit kurzen Zwischenzeiten"

Kraepelin E, 1893

Heute gültige Definition (in ICD-10 und DSM-IV übernommen): rascher Wechsel zwischen manischen oder depressiven Phasen mit mindestens vier Episoden innerhalb von zwölf Monaten. Episoden sind durch mindestens zweimonatige Remission voneinander abgegrenzt oder direkter Wechsel zu einer Episode mit entgegengesetzter Polarität.

Dunner D, Fieve R, 1974

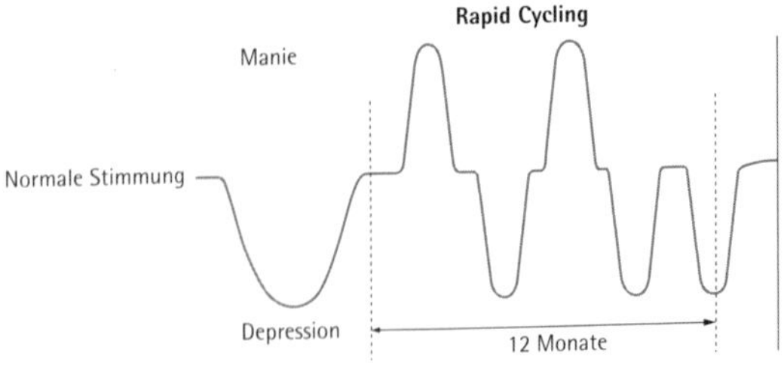

Abb. 7: Rapid Cycling

Ultra Rapid Cycling

Andauernder Episodenwechsel innerhalb von Tagen.

Ultra-ultra Rapid Cycling (= Ultradian)

Manische, depressive oder gemischte Symptomatik mit Wechsel innerhalb von wenigen Stunden, fließender Übergang in Mischzustände.

5.5.2 Fakten

- kann bei Bipolar-I-, Bipolar-II- und unipolaren Verläufen auftreten
- bei Bipolar-II-Verläufen häufiger als bei Bipolar-I-Verläufen
- betrifft ca. 10–20 % aller bipolar erkrankten Patienten, zumeist nur für eine begrenzte Dauer
- Verhältnis Frauen zu Männer 2 : 1 bis 4 : 1
- in jedem Alter möglich
- häufig Mischepisoden
- maligner Phänotyp der bipolaren Erkrankung
- Frühform schlechtere Prognose, Spätform bessere Prognose
- schwer zu behandeln, oft resistent gegen Phasenprophylaktika
- früherer Beginn als bei Non-Rapid-Cycling-Verläufen
- mehr Suzidiversuche als bei Non-Rapid-Cycling-Verläufen
- mehr Komorbidität mit Substanzabhängigkeit oder -missbrauch, Angststörungen, körperlichem und sexuellem Missbrauch in der Vorgeschichte als bei Non-Rapid-Cycling-Verläufen
- häufiger positive Familienanamnese für affektive Erkrankungen und Abhängigkeitserkrankungen als bei Non-Rapid-Cycling-Verläufen

Begünstigende Faktoren	
• weibliches Geschlecht • Menopause • Schilddrüsenfunktionsstörungen, insbesondere Hypothyreose • Temporallappen-Dysrhythmie • Substanzabusus (Alkohol, Koffein, Stimulanzien, Sedativa)	• Langzeitbehandlung mit Antidepressiva, insbesondere mit trizyklischen Antidepressiva • Subarachnoidalblutungen • Schädel-Hirn-Trauma • fokale, vor allem temporale Läsionen

5.5.3 Therapie

Therapieprinzipien
• bevorzuge Stimmungsstabilisierer • häufig Zwei- und Dreifachkombinationen von Stimmungsstabilisierern erforderlich • vermeide häufigen Medikationswechsel • vermeide Antidepressiva (insbesondere trizyklische Antidepressiva) • Schilddrüsenfunktionsstatus prüfen • großzügige Indikation für L-Thyroxin, auch in höherer Dosis

Therapeutische Probleme bei Rapid Cycling (RC)
• geringe Responseraten in der prophylaktischen Behandlung, häufig Prophylaxeresistenz • Antidepressiva, insbesondere trizyklische Antidepressiva bergen Gefahr des Umschlags in die Manie • (konventionelle) Neuroleptika bergen die Gefahr des Umschlags in die Depression • ein ideales Pharmakon wirkt gleichermaßen antidepressiv und antimanisch

Medikamentöse Erhaltungstherapie bei Rapid Cycling	
1. Wahl	Lithium Valproat
2. Wahl	Lithium + Valproat Lithium + Carbamazepin Lithium oder Valproat + Lamotrigin Olanzapin
3. Wahl	Lithium/Valproat + Topiramat atypische Neuroleptika Oxcarbazepin L-Thyroxin
Kontraindikation	Antidepressiva
Canadische CANMAT Guidelines, update 2007; Yatham L N et al. (2006): Bipolar Disord. 8:721–739	

Therapiealgorithmus Behandlung bei Rapid Cycling

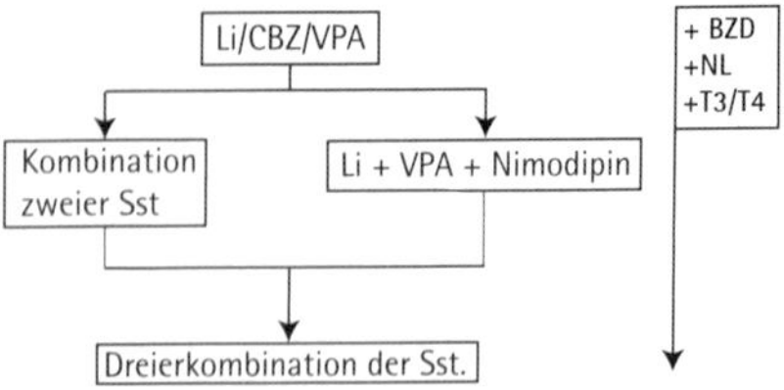

Li: Lithium; CBZ: Carbamazepin; VPA: Valproat; BZD: Benzodiazepine; NL: Neuroleptika; Sst.: Stimmungsstabilisierer

Grunze H, Kasper S, Goodwin G, Bowden C, Möller H J (2004): WFSBP Task Force on Treatment Guidelines for Bipolar Disorders. The World Federation of Societies of Biological Psychiatry (WFSBP) guidelines for the biological treatment of bipolar disorders, part III: maintenance treatment. World J Biol Psychiatry, 5:120–35

5.6 Affektive Mischzustände (gemischte Episoden)

5.6.1 Definitionen

- Gleichzeitiges Auftreten von manischen und depressiven Symptomen oder extrem schneller Wechsel manischer und depressiver Symptome (fließender Übergang zu Rapid Cycling).
- Nach ICD-10 (F31.6): Der betroffene Patient hatte wenigstens eine eindeutig diagnostizierte hypomanische, manische, depressive oder gemischte affektive Episode in der Anamnese und zeigt gegenwärtig eine affektive Episode von mindestens zwei Wochen Dauer mit entweder einer Kombination oder einem raschen Wechsel (gewöhnlich innerhalb von Stunden) von manischen oder hypomanischen und depressiven Symptomen. Eine gemischte affektive Störung soll nur dann diagnostiziert werden, wenn beide Gruppen von Symptomen während des überwiegenden Teils der gegenwärtigen Krankheitsepisode gleichermaßen im Vordergrund stehen und wenn diese Phase wenigstens zwei Wochen lang angedauert hat.
- Nach DSM-IV (296.6):
  1. Die Kriterien für sowohl eine manische als auch eine Episode einer Major Depression sind, mit Ausnahme des Zeitkriteriums, fast täglich über einen mindestens einwöchigen Zeitraum erfüllt.
  2. Die Stimmungsveränderung ist schwer genug, um eine deutliche Beeinträchtigung der beruflichen Funktionsfähigkeit, der sozialen Aktivität oder zwischenmenschlichen Beziehungen zu verursachen oder eine Hospitalisierung wegen Selbst- oder Fremdgefährdung notwendig zu machen, oder es bestehen psychotische Symptome.

3. Die Symptome gehen nicht auf die direkte körperliche Wirkung einer Substanz (z.B. Droge, Medikament oder andere Therapie) oder eines medizinischen Krankheitsfaktors zurück.

- Schon von Kraepelin 1899 als „depressive Manie", „erregte Depression", „gedankenarme Manie" u.a. beschrieben

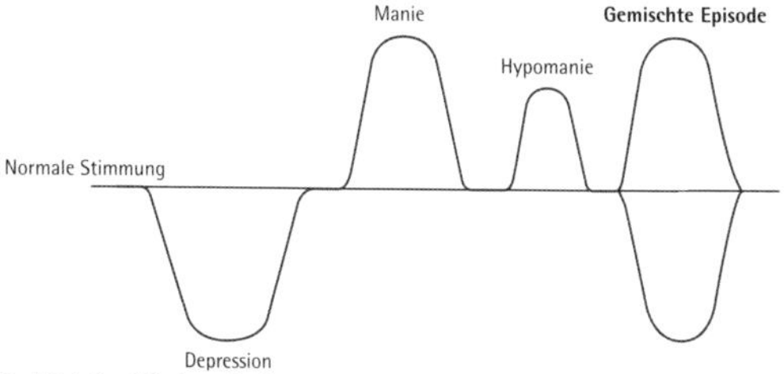

Abb. 8: Affektive Mischzustände

5.6.2 Fakten

- Angaben zur Häufigkeit schwanken zwischen 5 und 73% der Patienten, abhängig von der angewendeten Definition
- schlechtere Verlaufsprognose, längere Dauer bis zur Genesung einer akuten Episode
- höheres Suizidrisiko
- betrifft mehr Frauen als Männer
- häufiger psychotische Symptome als klassische Episoden
- häufig zu lang fehldiagnostiziert
- (noch) häufiger Substanzabusus (Alkohol, Koffein, Stimulanzien, Sedativa) als bei klassischen Episoden

5.6.3 Therapie

- (vergleiche auch Rapid Cycling)
- wie eine Manie behandeln (→ **S. 84 f**)
- vermeide Antidepressiva (insbesondere trizyklische Antidepressiva)
- bevorzuge Stimmungsstabilisierer
- häufig Zwei- und Dreifachkombinationen von Stimmungsstabilisierern erforderlich
- vermeide häufigen Medikationswechsel
- engmaschige Kontakte, besonderes Augenmerk auf Suizidalität (höheres Suidzidrisiko als bei manischen Episoden)
- Schilddrüsenfunktionsstatus prüfen
- großzügige Indikation für L-Thyroxin, auch in höherer Dosis

5.7 Verlaufsdokumentation und Beurteilung

5.7.1 Stimmungskalender

Monat: Jahr:	Tag	1	2	3	4	5	6	7	8	9	10	11	...	31
maximale Manie	+5													
deutliche Manie	+4													
Frühwarnzeichen Manie	+3													
anhaltend gut gestimmt	+2													
zeitweise gut gestimmt	+1													
neutrale Stimmung	0													
zeitweise bedrückt	-1													
anhaltend bedrückt	-2													
Frühwarnzeichen Depression	-3													
anhaltende Depression	-4													
maximale Depression	-5													
Medikamente														
Schlaf (Stunden)														
besondere Ereignisse														

modifiziert nach Wagner P, Bräuning P, 2005

5.7.2 Morbidity-Index

Der Morbidity-Index dient dem Vergleich des Erkrankungsausmaßes zweier Behandlungsabschnitte unterschiedlicher Dauer.

$$MI = \frac{1 \times n \text{ Wo. Schweregrad } 1 + 2 \times n \text{ Wo. Schweregrad } 2 + 3 \times n \text{ Wo. Schweregrad } 3}{\text{Gesamtbeobachtungszeit in Wochen}}$$

n= Anzahl der jeweiligen Wochen mit dem entsprechenden Schweregrad während einer Episode

Schweregrad 1 keine Behandlung erforderlich
Schweregrad 2 ambulante Behandlung
Schweregrad 3 stationäre Behandlung

6 Suizidalität, Unterbringung, Betreuung

6.1 Suizidalität

Die WHO-Schätzungen beziffern ca. 500000 Suizidversuche bei ca. 10000 Suiziden pro Jahr in Deutschland (zum Vergleich: Verkehrstote: 7000 jährlich!). Das Verhältnis Suizid zu Suizidversuch liegt bei 1 : 15.

Suizidalität ist ein weites Erlebens- und Verhaltensspektrum, an dessen einem Ende die vollzogene Suizidhandlung steht.

Suizidalität: ein Spektrum

- Wunsch nach Ruhe
- Wunsch nach Pause im Weiterleben
- Tod wäre egal
- Wunsch, tot zu sein
- Suizidgedanken, unkonkret
- Konkrete Suizidpläne
- Vorbereitungen
- Abgebrochener Suizidversuch
- Suizidversuch
- Vollendeter Suizid

Diese Einteilung ist für diagnostische Zwecke nützlich. Der einzelne Patient durchläuft keineswegs stets alle Stadien auf dem Weg zur Suizidhandlung; **raptusartig umgesetzte Suizidimpulse sind durchaus häufig!**

6.1.1 Stadien suizidaler Entwicklung*

- **Erwägung:** Selbstmord als Problemlösung
- **Ambivalenz:** Hilferuf, direkte Suizidankündigung; Patient unruhig, gequält; hier therapeutischer Zugang besser möglich
- **Entschluss:** evtl. plötzliche Ruhe nach dem gefassten Entschluss, die von der Umgebung als psychische Besserung und Rückgang der Suizidgefahr missverstanden werden kann!

**nach Pöldinger W, 1983*

6.1.2 Risikofaktoren

Für Suizid sind dies vor allem psychiatrische Erkrankungen (Depression/bipolar affektive Störungen, Schizophrenie, Suchterkrankungen [Alkohol, Heroin], Persönlichkeitsstörungen [narzisstisch, antisozial, Borderline]), Alter (höchste Suizidalitätsrate bei über 80-Jährigen!) sowie männliches Geschlecht. Beim vollendeten Suizid besteht ein Verhältnis Männer zu Frauen von 2 : 1, bei den Suizidversuchen ist das Verhältnis 1 : 2–3.

Der Suizid als extremste Form der Autoaggression kann in manchen Fällen als Bestrafungsversuch gedeutet werden. Der Suizidversuch kann appellativen Charakter an die Umwelt haben. Vor allem Suizide mit Waffen oder anderen brutalen Hilfsmitteln kommen bei Männern häufiger vor, Suizidversuche (zumeist mit Tabletten) unternehmen eher junge Frauen. Hinweise für die Umgebung sind Selbstmordphantasien, versteckte Äußerungen und sozialer Rückzug.

Checkliste Suizidalität – Risikofaktoren		✓
Risikofaktoren: „Ja" gilt als risikoerhöhend. Jeder einzelne Faktor erhöht das individuelle Suizidrisiko nur sehr gering. Suizidalität ist auch beim vollständigen Fehlen von Risikofaktoren möglich!		
Lebenssituation:	Alleinstehend?	
	Arbeitslos?	
	Chronische Erkrankung?	
	Mehrfache aktuelle Belastungen?	
Suizidversuche in der Vorgeschichte (wichtigster Risikofaktor!)? Hart, weich?		
Familienanamnese: Suizide oder Suizidversuche?		
Aktuell Suizide in Umgebung („Werther-Effekt")?		
Hohes Lebensalter?		
Männliches Geschlecht?		
Keine religiöse oder ähnliche Bindung?		
Aktuelle Symptomatik:	Hoffnungslosigkeit?	
	Keine Zukunftsvorstellung?	
	Selbstanklage?	
	Schuldgefühle?	
	Starke Denkeinengung?	
	Agitiertheit?	
	Anhaltende Schlafstörungen?	
	Gewichtsverlust?	
Suizidintention:	Konkrete Vorstellungen/Pläne?	
	Suizidvorbereitungen?	
	„Harte" Methode?	
	Abschiedsvorbereitungen?	
	Direkte oder indirekte Suizidankündigungen?	
	Vor kurzer Zeit Suizidversuch begangen?	

6.1.3 Terminologie zur Suizidalität

- Ein **larvierter Suizid** wird nicht sofort als solcher erkannt, **protrahierter Suizid** beschreibt einen „Tod auf Raten", z.B. beim chronischen, bewussten Alkohol-, Drogen- oder Nikotinabusus.
- Beim **Mitnahmesuizid (erweiterter Suizid)** werden andere Personen in den Tod miteinbezogen; gemeinsamen Suizid verübten z.B. Heinrich v. Kleist und Henriette Vogel.
- **Massensuizide** sind oft Sektenphänomene.
- „**Parasuizid**" wird z.T. synonym zum Suizidversuch, z.T. als Selbstschädigung ohne eindeutige Selbsttötungsabsicht verstanden.
- Der **Bilanzsuizid** erfolgt in ausweglosen Lebenssituationen

Das **präsuizidale Syndrom*** soll dem Suizid vorausgehen.
Es setzt sich zusammen aus:
- Einengung des Lebensbereichs (Isolation, sozial und psychisch)
- Aggressionshemmung nach außen bei innerer Autoaggression
- Todesphantasien (zunächst vage, mit zunehmender Einengung immer klarer)

** nach Ringel E, 1969*

6.1.4 Therapie der Suizidalität

- Suizidalität stets ansprechen; Patient fühlt sich hierdurch fast immer entlastet!
- Abklären von Suizidalität, Risikofaktoren (siehe Checkliste → **S. 98**)
- Fremdanamnese
- wichtigster Faktor stabile therapeutische Beziehung (!): nie bagatellisieren; empathische, vorurteils-/vorwurfsfreie, objektive Kontaktaufnahme
- kurzfristige, engmaschige und konkrete Folgetermine (Tag! Uhrzeit! Ort!), Antisuizidaler Pakt bis zum nächsten Termin
- konkretes 24-Stunden-Hilfsangebot (Telefonnummer von psychiatrischem Krisendienst, Rettungsstelle o.ä.)
- stationäre Einweisung bei fehlender Absprachefähigkeit, ggf. auch gerichtliche Unterbringung
- Akutmedikation: Benzodiazepine
- Lithium hat eine eigenständige antisuizidale Wirkung
- **Fallstricke:** Angst, durch Ansprechen Suizid zu provozieren; Fehlbeurteilung der Ruhe nach dem Entschluss; unverbindliche Therapieempfehlungen („Melden Sie sich, wenn es Ihnen nicht gut geht ..."); einseitiges Setzen auf Pharmako- oder Psychotherapie; Missachtung der Fremdanamnese

Akute Suizidalität – Notfalltherapie		
Stationäre Behandlung und weitere sichernde und psychotherap. Maßnahmen!		
Benzodiazepin (Verstärkung des hemmenden Neurotransmitters GABA)	Diazepam	1–4 x 10 mg/d
	oder	
	Lorazepam	3–4 x 1 mg bis 3–4 x 2,5 mg/d

6.2 Unterbringung, Betreuungsgesetz

6.2.1 Grundgesetz

Freie Entfaltung der Persönlichkeit: § 2 GG
(1) Jeder hat das Recht auf die freie Entfaltung seiner Persönlichkeit, soweit er nicht die Rechte anderer verletzt und nicht gegen die verfassungsmäßige Ordnung oder das Sittengesetz verstößt.
(2) Jeder hat das Recht auf Leben und körperliche Unversehrtheit. Die Freiheit der Person ist unverletzlich. In diese Rechte darf nur auf Grund eines Gesetzes eingegriffen werden.

Beschneidung dieser Rechte nur durch richterlichen Beschluss: § 104 GG
(1) Die Freiheit der Person kann nur auf Grund eines förmlichen Gesetzes und nur unter Beachtung der darin vorgeschriebenen Formen beschränkt werden. Festgehaltene Personen dürfen weder seelisch noch körperlich misshandelt werden.
(2) Über die Zulässigkeit und Fortdauer einer Freiheitsentziehung hat nur der Richter zu entscheiden. Bei jeder nicht auf richterlicher Anordnung beruhenden Freiheitsentziehung ist unverzüglich eine richterliche Entscheidung herbeizuführen. Die Polizei darf aus eigener Machtvollkommenheit niemanden länger als bis zum Ende des Tages nach dem Ergreifen in eigenem Gewahrsam halten. Das Nähere ist gesetzlich zu regeln.

6.2.2 Unterbringung

Es gibt drei prinzipielle Rechtsgrundlagen, nach denen aufgrund psychischer Erkrankung eine Unterbringung in einem Krankenhaus angeordnet werden kann. In jedem Fall bedarf es eines richterlichen Beschlusses.

Unterbringung nach dem Gesetz für psychisch Kranke (PsychKG)

Bei akuter Fremd- oder Selbstgefährdung (z.B. Suizidgefahr) **aufgrund einer psychischen Erkrankung** kann der Patient nach dem PsychKG (länderspezifisch, daher in jedem Bundesland etwas unterschiedliche Rechtslage!) untergebracht werden, sofern die Gefahr nicht durch eine weniger eingreifende Maßnahme abgewendet werden kann. Die Unterbringung erfolgt in der Regel in der regional zuständigen psychiatrischen Abteilung oder in einem psychiatrischen Fachkrankenhaus (z.B. auf einer geschlossenen Station). Hier handelt es sich also um gewöhnliche Krankenhausstationen; die Unterbringung hat nichts mit einer Straftat oder dem StGB zu tun!

Die öffentlich-rechtliche Unterbringung muss durch einen psychiatrieerfahrenen Arzt eingeleitet werden.

Unterbringung nach dem Betreuungsrecht im Bürgerlichen Gesetz (BGB)

Zur Behandlung, wenn der Erkrankte aufgrund seiner Erkrankung nicht in der Lage ist, die Behandlungsbedürftigkeit zu erkennen und sofern vom Gericht ein Betreuer (siehe Betreuung → **S. 102**) ernannt worden ist, der auch für den Aufgabenkreis „Gesundheitssorge und Aufenthaltsrecht" bestellt wurde. Eine solche Unterbringung muss dennoch noch einmal explizit vom Gericht (auf Antrag des Betreuers) angeordnet werden. Auch hier: Behandlung in normaler Krankenhausabteilung; kein Zusammenhang mit Strafrecht.

Unterbringung nach dem Strafgesetz (StGB)

Bei psychisch kranken **Straftätern** nach den §§ 63 und 64 StGB; in diesem Fall erfolgt die Unterbringung in speziellen Abteilungen oder Krankenhäusern für forensische Psychiatrie (Maßregelvollzug). Diese sind sehr viel stärker (gefängnisähnlich) gesichert als die geschlossene Station eines normalen Krankenhauses. Die Unterbringung gemäß § 63 StGB setzt u.a. voraus, dass der Täter für die Allgemeinheit gefährlich ist, weil von ihm infolge seines Zustands erhebliche Straftaten zu erwarten sind. Diese Gefährlichkeitsprognose ist aufgrund einer Gesamtwürdigung des Täters und seiner Tat unter Hinzuziehung eines Sachverständigen (§ 246a StPO) zu erstellen.

Unterbringung nach dem Strafgesetz: § 63 StGB
Hat jemand eine rechtswidrige Tat im Zustand der Schuldunfähigkeit (§ 20 StGB) oder der verminderten Schuldfähigkeit (§ 21 StGB) begangen, so ordnet das Gericht die Unterbringung in einem psychiatrischen Krankenhaus an, wenn die Gesamtwürdigung des Täters und seiner Tat ergibt, dass von ihm infolge seines Zustandes erhebliche rechtswidrige Taten zu erwarten sind und er deshalb für die Allgemeinheit gefährlich ist.

Hinzuziehung eines Sachverständigen: § 246a StPO
Ist damit zu rechnen, dass die Unterbringung des Angeklagten in einem psychiatrischen Krankenhaus, einer Entziehungsanstalt oder in der Sicherungsverwahrung angeordnet oder vorbehalten werden wird, so ist in der Hauptverhandlung ein Sachverständiger über den Zustand des Angeklagten und die Behandlungsaussichten zu vernehmen. Hat der Sachverständige den Angeklagten nicht schon früher untersucht, so soll ihm dazu vor der Hauptverhandlung Gelegenheit gegeben werden.

6.2.3 Betreuung

Betreuungsgesetz (BtG vom 12.9.1990) ersetzte „Pflegschaft" und „Vormundschaft" bei Volljährigen. Nach seinem Inkrafttreten existierte es nicht mehr als eigenständiges Gesetz, sondern ist Teil des Bürgerlichen Gesetzbuches (**Betreuungsrecht** vom 1.1.1992; BGB, §§ 1896 ff).

Voraussetzungen zur Betreuung: § 1896 BGB
(1) Kann ein Volljähriger auf Grund einer psychischen Krankheit oder einer körperlichen, geistigen oder seelischen Behinderung seine Angelegenheiten ganz oder teilweise nicht besorgen, so bestellt das Vormundschaftsgericht auf seinen Antrag oder von Amts wegen für ihn einen Betreuer. Den Antrag kann auch ein Geschäftsunfähiger stellen. Soweit der Volljährige auf Grund einer körperlichen Behinderung seine Angelegenheiten nicht besorgen kann, darf der Betreuer nur auf Antrag des Volljährigen bestellt werden, es sei denn, dass dieser seinen Willen nicht kundtun kann.
(2) Ein Betreuer darf nur für Aufgabenkreise bestellt werden, in denen die Betreuung erforderlich ist. Die Betreuung ist nicht erforderlich, soweit die Angelegenheiten des Volljährigen durch einen Bevollmächtigten, der nicht zu den in § 1897 Abs. 3 bezeichneten Personen gehört, oder durch andere Hilfen, bei denen kein gesetzlicher Vertreter bestellt wird, ebenso gut wie durch einen Betreuer besorgt werden können.
(3) Als Aufgabenkreis kann auch die Geltendmachung von Rechten des Betreuten gegenüber seinem Bevollmächtigten bestimmt werden.
(4) Die Entscheidung über den Fernmeldeverkehr des Betreuten und über die Entgegennahme, das Öffnen und das Anhalten seiner Post werden vom Aufgabenkreis des Betreuers nur dann erfasst, wenn das Gericht dies ausdrücklich angeordnet hat.

Einwilligungsvorbehalt: § 1903 BGB
(1) Soweit dies zur Abwendung einer erheblichen Gefahr für die Person oder das Vermögen des Betreuten erforderlich ist, ordnet das Vormundschaftsgericht an, dass der Betreute zu einer Willenserklärung, die den Aufgabenkreis des Betreuers betrifft, dessen Einwilligung bedarf (Einwilligungsvorbehalt). Die §§ 108 bis 113, 131 Abs. 2 und § 210 gelten entsprechend.
(2) Ein Einwilligungsvorbehalt kann sich nicht erstrecken auf Willenserklärungen, die auf Eingehung einer Ehe oder Begründung einer Lebenspartnerschaft gerichtet sind, auf Verfügungen von Todes wegen und auf Willenserklärungen, zu denen ein beschränkt Geschäftsfähiger nach den Vorschriften des Buches vier und fünf nicht der Zustimmung seines gesetzlichen Vertreters bedarf.
(3) Ist ein Einwilligungsvorbehalt angeordnet, so bedarf der Betreute dennoch nicht der Einwilligung seines Betreuers, wenn die Willenserklärung dem Betreuten lediglich einen rechtlichen Vorteil bringt. Soweit das Gericht nichts anderes anordnet, gilt dies auch, wenn die Willenserklärung eine geringfügige Angelegenheit des täglichen Lebens betrifft.
(4) § 1901 Abs. 5 gilt entsprechend.

7 Arzneimittel

7.1 Antidepressiva

7.1.1 Nichtselektive Monoamin-Reuptake-Inhibitoren (NSMRI), trizyklische Antidepressiva

Wm (NSMRI): Wiederaufnahmehemmung der Monoamine Noradrenalin und Serotonin in die präsynaptischen Vesikel ⇒ Stimmungsaufhellung durch Verstärkung der noradrenergen und serotoninergen Übertragung im ZNS; **Wi** (Amitriptylin): ausgeprägte sedierende Komponente, antinozizeptiv; **Wi** (Clomipramin): gering sedierend, antinozizeptiv, leicht antriebsfördernd; **Wi** (Desipramin): gering sedierend, ausgeprägt antriebsfördernd; **Wi** (Dibenzepin): geringe bis fehlende sedierende Komponente; **Wi** (Dosulepin): psychomotorisch dämpfend; **Wi** (Doxepin): stark sedierend, anxiolytisch; **Wi** (Imipramin): gering sedierend, antinozizeptiv; **Wi** (Lofepramin): gering sedierend; **Wi** (Nortriptylin): gering sedierend; **Wi** (Trimipramin): stark sedierend, anxiolytisch; **UW** (NSMRI): Mundtrockenheit, Glaukomanfall, Obstipation, Miktionsstrg., Hypotonie, HRST, Kardiomyopathie, Schwindel, Kopfschmerz, Unruhe, Schlafstrg., Verwirrtheit; **KI** (NSMRI): Glaukom, AV-Block III°, strenge Indikationsstellung in SS/SZ; **Ink** (NSMRI): Clonidin, MAO-Hemmer

Amitriptylin Rp	HWZ 15h, Qo 1.0, PPB 95%, PRC D/C, Lact?
Amineurin *Tbl. 10, 25, 50, 100 (ret.)mg* **Amitriptylin Neuraxph.** *Tbl. 10, 25, 50, 75, 100mg; Kps (ret.) 25, 50, 75mg; Lsg. (1ml = 40mg)* **Saroten** *Tbl. 50, 75 (ret.)mg; Amp. 50mg/2ml* **Syneudon** *Tbl. 50mg*	**Depression:** ini 3 x 20-25mg p.o., je n. Wi steigern bis 3 x 50 oder 2 x 75mg, ältere Pat. 50%; bis 300mg/d b. stat. Beh.; ini 25mg i.v./i.m. über 3-7d auf 150mg/d steigern; **Ki./Jug. < 18J.:** 25-150mg/d, max. 4-5mg/kg/d; **chron. Schmerzen:** 50-150mg/d; **DANI** nicht erforderl.

Amitriptylinoxid Rp	HWZ 10-20 (31)h, PPB 95%
Amioxid *Tbl. 30, 60, 90, 120mg* **Equilibrin** *Tbl. 30, 60, 90, 120mg*	**Depression:** ini 60mg/d p.o., n. Bed. steigern auf 90-120mg, max. 150mg/d p.o. bzw. 300mg/d bei stat. Beh.

Clomipramin Rp	HWZ 21 (36)h, Qo 1.0, PPB 98%, PRC C, Lact +
Anafranil *Tbl. 10, 25, 75 (ret.)mg; Amp. 25mg/2ml* **Clomipramin-ratioph.** *Tbl. 10, 25, 75 (ret.)mg* **Hydiphen** *Tbl. 25mg*	**Depression, Zwangsstörung, Phobien:** ini 50-75mg/d p.o./i.v./i.m., über 7d steigern auf 100-150mg/d, bis 300mg/d b. stat. Beh.; **Ki. 5-7J.:** ini 10mg/d, über 10d steigern auf 20mg/d; **8-14J.:** steigern auf 20-50mg/d; **> 14J.:** steigern auf 50mg/d **Narkolepsie:** 25-75mg/d; **chron. Schmerzen:** 25-150mg/d; **DANI** nicht erforderl.

Desipramin Rp	HWZ 20h, Q0 1.0, PPB 73-92%, PRC C, Lact?
Petylyl *Tbl. 25mg*	**Depression:** ini 25-50mg/d, ggf. steigern auf 50-150mg/d; ältere Pat. 50%

Dosulepin Rp	HWZ 18-22 (23-46)h
Idom *Kps. 25mg; Tbl. 75mg*	**Depression:** 1 x 75-150mg p.o., max. 225mg/d; **DANI** Krea (mg/dl) > 1.5: 50-75mg/d

Doxepin Rp	HWZ 17 (51)h, Q0 1.0, PPB 80%, PRC C, Lact -
Aponal *Tbl. 5, 10, 25, 50, 100mg; Gtt. (20Gtt. = 10mg); Amp. 25mg/2ml* **Doneurin** *Tbl. 10, 25, 50, 75, 100mg; Kps. 10, 25, 50, 75, 100mg* **Doxepia** *Tbl. 50, 100mg* **Doxepin-ratioph.** *Tbl. 10, 25, 50, 100mg* **Espadox** *Tbl. 50, 100mg* **Mareen** *Tbl. 50, 100mg*	**Depression, Angstsyndrome:** ini 1 x 50mg p.o. z.N., nach 3-4d 75mg, nach 7-8d 100-150mg/d; bis 300mg/d b. stat. Beh.; 25-75mg i.m./i.v.; **Entzugssyndrome:** ini 3 x 500mg p.o., nach 4d langsame Dosisreduktion; **DANI** nicht erforderl.

Imipramin Rp	HWZ 12 (15)h, Q0 1.0 (1.0), PPB 90%, PRC D, Lact?
Imipramin Neuraxph. *Tbl. 10, 25, 100mg* **Tofranil** *Tbl. 10, 25mg*	**Depression, Panik- und Angststörung, chronische Schmerzen:** ini 2-3 x 25mg p.o., nach 3d 3 x 50-75mg, max. 300mg/d; **Enuresis Ki. 5-7J.:** ini 10mg p.o., dann 20mg; **8-14J.:** ini 10mg, dann 50mg; **DANI** nicht erforderl.

Nortriptylin Rp	HWZ 18-56h, Q0 1.0, PPB 94%, PRC D, Lact?
Nortrilen *Tbl. 10, 25mg*	**Depression:** 2-3 x 10-50mg p.o.; max. 3 x 75mg b. stat. Th.; **DANI/DALI** Dosisred.

Trimipramin Rp	HWZ 24h, Q0 0.9, PPB 95%, PRC C, Lact?
Herphonal *Tbl. 25, 100mg; Gtt. (40Gtt. = 40mg)* **Stangyl** *Tbl. 25, 100mg; Gtt. (40Gtt. = 40mg)* **Surmontil** *Tbl. 25mg; Gtt. (40Gtt. = 40mg)* **Trimidura** *Tbl. 100mg* **Trimineurin** *Tbl. 25, 50, 100mg; Gtt. (40Gtt. = 40mg)* **Trimipramin Neuraxph.** *Tbl. 25, 50, 75, 100mg; Gtt. (40Gtt. = 40mg)*	**Depression, chronische Schmerzen:** ini 25-50mg p.o., langsam steigern, Erh.Dos. 100-150mg/d, max. 400mg/d b. stat. Beh.; **DANI** sorgfältige Dosiseinstellung

7.1.2 α_2-Rezeptor-Antagonisten, tetrazyklische Antidepressiva	
Wm (Maprotilin): vor allem Hemmung des Noradrenalin-Reuptakes, daneben antihistaminerge und α_1-antagonistische Wirkung; **Wi** (Maprotilin): stimmungsaufhellend, sedierend; **Wm** (Mianserin): starke antiserotonerge und antihistaminerge Wirkung; daneben α_1- und α_2-Antagonismus und Hemmung des Noradrenalin-Reuptakes; **Wi** (Mianserin): stimmungsaufhellend, sedierend, anxiolytisch; **Wi** (Maprotilin, Mianserin): antidepressiv, psychomotorisch dämpfend, angstdämpfend; **Wm/Wi** (Mirtazapin): Blockade von α2-Rezeptoren, noradrenerge/serotonerge Übertragung ↑; **UW** (Maprotilin, Mianserin): Müdigkeit, Schläfrigkeit, Schwindel, Hypotonie, siehe auch UW NSMRI (→ **S. 103**) **UW** (Mirtazapin): Agranulozytose, Neutropenien, Müdigkeit, Benommenheit, Ikterus, RR↓, Tremor, HRST, epilept. Anfälle, Ödeme, Gewichtszunahme, Exantheme, Transaminasen↑, Parästhesien, Verschlechterung psychot. Symptome; **KI** (Maprotilin, Mianserin): Manie, Alkohol-, Schlafmittel- und Psychopharmaka-Intoxikation, siehe auch KI NSMRI (→ **S. 103**); **KI** (Mirtazapin): bek. Überempfindlichkeit	
Maprotilin Rp	HWZ 27-58h (43h), Qo 1.0, PPB 88%, PRC B, Lact?
Ludiomil *Tbl. 25, 50, 75mg; Amp. 25mg/2ml* **Maprolu** *Tbl. 25, 50, 75mg; Amp. 25mg/2ml* **Maprotilin-ratioph.** *Tbl. 25, 50, 75mg* **Maprotilin ct** *Tbl. 25, 50, 75mg*	**Depression:** ini 25-75mg p.o./i.v., nach 2 Wo. um 25mg/d steigern bis 150mg/d, max. 225mg/d b. stat. Beh.; **DANI** nicht erforderl.
Mianserin Rp	HWZ 21-61h, Qo 0.95, PPB 90%
Mianeurin *Tbl. 10, 30mg* **Mianserin Neuraxph.** *Tbl. 10, 30, 60mg* **Mianserin-ratioph.** *Tbl. 10, 30mg* **Tolvin** *Tbl. 10, 30, 60mg*	**Depression:** ini 30mg p.o., Erh.Dos. 30-90mg/d; **DANI/DALI** ggf. Dosisanpassung
Mirtazapin Rp	HWZ 20-40h, PPB 85%, PRC C, Lact?
Mirtazapin Stada *Tbl. 15, 30, 45mg; Lingualtbl. 15, 30, 45mg* **Mirtazelon** *Tbl. 15, 30, 45mg* **Remergil** *Lingualtbl. 15, 30, 45mg; Lsg. (1ml = 15mg)* **Remeron** *Lingualtbl. 15, 30, 45mg; Lsg. (1ml = 15mg)*	**Depression:** ini 15mg p.o., Erh.Dos. 1 x 15-45mg **DANI** GFR 11-40: 66%; < 10: 50%

7.1.3 MAOI (MAO-Hemmer)

Wm (Moclobemid): selektive reversible Hemmung der MAO-A;
Wm (Tranylcypromin): irrevers. Hemm. der MAO-A u. der MAO-B; ⇒ Hemm. des oxidativen Abbaus, dadurch Konzentration ↑ v. Adrenalin, Noradrenalin, Serotonin an der Synapse;
Wi (MAO-Hemmer): zunächst stark antriebssteigernd, nach ca. 2 Wo. stimmungsaufhellend;
UW (MAO-Hemmer): RR-Schwankungen, Schlafstörung, Unruhe, Schwindel, Kopfschmerzen, Potenzstörung;
KI (MAO-Hemmer): schwere Leberschäden, schwere Hypertonie, akute Delirien; Cave in SS/SZ;
Ink (MAO-Hemmer): andere Antidepressiva, Carbamazepin, Pethidin, L-Dopa;
Ink (Tranylcypromin): Alkohol, Levodopa, Pethidin

Moclobemid Rp	HWZ 2-4h, Q0 1.0, PPB 50%
Aurorix *Tbl. 150, 300mg* **Moclobemid Hexal** *Tbl. 150, 300mg* **Moclobeta** *Tbl. 150, 300mg* **Moclodura** *Tbl. 150, 300mg*	**Depression:** ini 300mg p.o., Erh.Dos. 300-600mg/d; **soziale Phobie:** ini 2 x 150mg, nach 4d 2 x 300mg; **DANI** nicht erforderl.

Tranylcypromin Rp	HWZ 2h, Q0 0.95, PRC C, Lact?
Jatrosom N *Tbl. 10, 20mg*	**Depression:** 10-30mg/d p.o. in 1-3 Einzeldos.

7.1.4 Selektive Serotonin-Reuptake-Inhibitoren (SSRI)

Wm: selekt. Hemmung der Serotoninwiederaufnahme ⇒ Serotoninanreicherung i. synapt. Spalt; **Wi:** antidepressiv, psychomotorisch aktivierend; **UW:** Schlaflosigkeit, Agitiertheit, Somnolenz, Kopfschmerz, Übelk., Erbrechen, Durchfall, HRST, Ejakulationsstörg.; **KI:** SS/SZ, Kinder u. Jugendl. < 18J.; **Ink**: MAO-Hemmer, Oxitriptan, Sibutramin, Sympathomimetika, Tryptophan; **Ink** (Fluoxetin): Cumarine, Haloperidol, Phenothiazine, Terfenadin;
Ink (Fluvoxamin): Cumarine, Lithium, Methadon, Theophyllin

Citalopram Rp	HWZ 33-37h, Q0 > 0.7, PPB 80%, PRC C, Lact?
Cipramil *Tbl. 20, 40mg; Inf.Lsg. 20mg/0.5ml* **Citadura** *Tbl. 10, 20, 40mg* **Citalich** *Tbl. 10, 20, 40mg* **Citalon** *Tbl. 20, 40mg* **Citalopram Hexal** *Tbl. 10, 20, 30, 40, 60mg* **Citalopram-ratioph.** *Tbl. 10, 20, 30, 40mg* **Futuril** *Tbl. 20mg*	**Depression:** 1 x 20mg p.o., max. 60mg/d; 20mg/d i.v., max. 40mg/d i.v.; **Panikstörung:** ini 1 x 10mg p.o., nach 1 Wo. 1 x 20mg, je n. Ansprechen steigern bis max. 60mg/d; **DALI** max. 30mg/d **DANI** nicht erforderl.

Escitalopram Rp	HWZ 30h, PPB 80%
Cipralex *Tbl. 10, 20mg; Gtt. (20Gtt. = 10mg)*	**Depression:** 1 x 10mg p.o., ggf. 1 x 20mg; **Panikstrg.:** ini 1 x 5mg, nach 7d 1 x 10mg, ggf. 1 x 20mg; **DANI** GFR < 30: sorgfältige Dosisanpassung; **DALI** Wo. 1 + 2: 5mg/d, dann max. 10mg/d

Fluoxetin Rp	HWZ 4 (7)d, Qo 0.85, PPB 95%, PRC C, Lact -
Fluctin *Tbl. 20mg; Kps. 20mg* **Fluoxetin Hexal** *Tbl. 10, 20, 40mg; Kps. 10, 20mg; Saft (5ml = 20mg)* **Fluoxetin-ratioph.** *Tbl. 20mg; Kps. 20mg; Saft (5ml = 20mg)* **Fluxet** *Tbl. 20mg; Kps. 20mg*	**Depression:** 1 x 20mg p.o.; **Zwangsstrg.:** 1 x 20mg, ggf. 60mg/d; **Bulimie:** 60mg/d; **Ki. > 8J.:** ini 10mg/d, nach 1-2 Wo. max. 20mg/d; **DANI** nicht erforderlich; **DALI** 20mg alle 2d
Fluvoxamin Rp	HWZ 17-22h, Qo 1.0, PPB 80%, PRC C, Lact?
Fevarin *Tbl. 50, 100mg* **Fluvohexal** *Tbl. 50, 100mg* **Fluvoxamin Neuraxph.** *Tbl. 25, 50, 100mg* **Fluvoxamin-ratioph.** *Tbl. 50, 100mg* **Fluvoxamin Stada** *Tbl. 50, 100mg*	**Depression:** ini 50mg p.o., Erh.Dos. 1 x 100-200mg, max. 300mg/d; **Zwangsstrg.:** ini 50mg/d, Erh.Dos. 200-300mg/d; **Ki. > 8J.:** ini 25-50mg p.o., um 25-50mg/Wo. steigern, max. 200mg/d; **DANI/DALI** Dosisreduktion
Paroxetin Rp	HWZ 17-24h, Qo 0.95, PPB 95%, PRC C, Lact?
Euplix *Tbl. 20mg* **Paroxalon** *Tbl. 20mg* **Paroxat** *Tbl. 10, 20, 30, 40mg* **Paroxetin-ratioph.** *Tbl. 20, 30, 40mg* **Seroxat** *Tbl. 20mg; Saft (1ml = 2mg)* **Tagonis** *Tbl. 20mg*	**Depression, Angststrg., soziale Phobie:** 1 x 20mg p.o., ggf. steigern, max. 50mg/d; **Panik-, Zwangsstrg.:** ini 10mg, wöchentl. um 10mg steigern, Erh.Dos. 40mg, max. 60mg/d; **DANI** GFR < 30: reduzierte Dosis; **DALI** reduzierte Dosis
Sertralin Rp	HWZ 24h, Qo 1.0, PPB 98%, PRC C, Lact?
Gladem *Tbl. 50, 100mg* **Sertra Isis** *Tbl. 50, 100mg* **Sertralin Hexal** *Tbl. 50, 100mg* **Sertralin Neuraxph.** *Tbl. 50, 100mg* **Zoloft** *Tbl. 50, 100mg; Lsg. (1ml = 20mg)*	**Depression:** 1 x 50mg p.o., je n. Wi steigern auf 1 x 100mg, max. 200mg/d; **DANI** nicht erforderlich; **DALI** reduzierte Dosis

7.1.5 Serotonin-Noradrenalin-Reuptake-Inhibitoren (SNRI)

Wm/Wi (Duloxetin, Venlafaxin): Hemmung der Serotonin- und der Noradrenalin-Wiederaufnahme ⇒ Erhöhung der extrazellulären Konzentration von Serotonin und Noradrenalin in verschiedenen Gehirnarealen;
UW (Duloxetin): am häufigsten: Übelkeit, Kopfschmerzen, Mundtrockenheit, Schläfrigkeit, Schwindel
UW (Venlafaxin): sehr häufig: Mundtrockenheit, Kopfschmerz, Übelkeit, Schwitzen (einschl. Nachtschweiß)
KI (Duloxetin): bek. Überempfindlichkeit, Leberfunktionsstrg., schwere Niereninsuff., unkontrollierte Hypertonie, SZ; Komb. mit MAO-Hemmern, Ciprofloxazin, Enoxacin;
KI (Venlafaxin): bek. Überempfindlichkeit, Komb. mit MAO-Hemmern

Duloxetin Rp	HWZ 8-17h, PPB 96%
Ariclaim *Kps. 30, 60mg* **Cymbalta** *Kps. 30, 60mg* **Xeristar** *Kps. 30, 60mg*	**Depression, Schmerzen b. diabet. PNP:** 1 x 60 mg p.o.; max. 2 x 60mg; **generalis. Angststrg.:** ini 1 x 30mg p.o., ggf. steigern auf 1 x 60mg; **DANI:** GFR 30-80: 100%; < 30: KI; **DALI:** KI

Venlafaxin Rp	HWZ 5 (12)h, Qo 0.45 (0.5), PPB 27%, PRC C, Lact?
Trevilor retard *Kps. 37.5 (ret.), 75 (ret.), 150 (ret.) mg (mit patentierter Retardierung)* **32 Venlafaxin Generika** *retadiert und unretardiert in den Wirkstärken 37.5, 75,150, 225 mg*	**Depression:** ini 2 x 37.5-75mg p.o., Erh.Dos. 150-375mg; **generalis. Angststrg.: (nur Trevilor ret.):** ini 75mg/d, Dosiserhöh. alle 2 Wo mögl., max. 225mg/d; **Panikstrg. (nur Trevilor ret.).:** d1-7: 37.5mg/d, dann 75mg/d; Dosiserhöh. alle 2 Wo mögl., max. 225mg/d **DANI** GFR 10-70: 50-75%, Hämodialyse: 50%; **DALI** 50%

7.1.6 Noradrenalin-Reuptake-Inhibitoren (NARI)

Wm/Wi (Reboxetin): Hemmung der Noradrenalin-Wiederaufnahme ⇒ Erhöhung der extrazellulären Konz. von Noradrenalin in verschiedenen Gehirnarealen; **UW** (Reboxetin): Schlaflosigkeit, Mundtrockenheit, Verstopfung, Schwitzen, Schwindel, Tachykardie, Gefäßerweiterung, RR↓, Akkomodations-, Appetitstrg., Harnverhalt, Erektionsstrg., Hodenschmerzen, Kältegefühl; **KI** (Reboxetin): bekannte Überempfindlichkeit, SS/SZ

Reboxetin Rp	HWZ 13h, Qo > 0.8, PPB 92-97%
Edronax *Tbl. 4mg* **Solvex** *Tbl. 4mg*	**Depression:** 2 x 4mg p.o., max. 12mg/d; **DANI/DALI** ini 2 x 2mg, dann n. Wi steigern

7.1.7 Sonstige Antidepressiva

Wm (Agomelatin): Antagon. an 5-HT2C-Rez.,;Agon. an Melatonin-1- und -2-Rezeptoren **Wm** (Bupropion): Dopamin- u. NARI; **Wm** (Opipramol): Antagon. an H1-, D2-, 5-HT2A-, α_1-Rez., hohe Affinität für Sigmarezeptoren; Beeinflussung von NMDA-Rezeptoren; **Wm** (Trazodon): präsynapt. Hemmung d. Serotonin-Reuptakes, postsynapt. Blockade von 5-HT1-Rez., Blockade von α_1-Rez.; **UW** (Agomelatin): Übelkeit, Schwindel, Angst , Suizidgedanken, Kopfschmerz, Schläfrigkeit, Migräne, Parästhesie, Verschwommensehen, Diarrhö, Obstipat., Oberbauchschmerz , Schwitzen, Ekzem, Rückenschmerz, Transaminasenerhöhung, Hepatitis; **UW** (Bupropion): Urtikaria, Appetitlosig-, Schlaflosigkeit, Agitiertheit, Angst, Kopfschm., Mundtrockenheit, Übelk., Erbrechen, Hypertonie, Schwindel, Tinnitus; **UW** (Opipramol): Benommenheit, Müdigkeit, Schwindel, Mundtrockenheit, Durstgefühl, verstopfte Nase, RR↓, Schlafstrg., Unruhe, Tremor, Obstipation, paralyt. Ileus, Schwitzen, Akkomodations-, Miktionsstrg., Verwirrtheit, Ödeme, Exanthem, sexuelle Strg., Übelk., Tachykardie, Geschmacksstörung; **UW** (Trazodon): Müdigkeit, Schwindel, GI-Beschwerden, Mundtrockenheit, Schlafstrg., Kopfschm., RR↓, Unruhe, HRST; **KI** (Agomelatin): Leberzirrhose, aktive Lebererkrank., gleichz. Anw. v. Ciprofloxacin bzw. Fluvoxamin **KI** (Bupropion): bek. Überempfindlichkeit, Epilepsie, ZNS-Tumor, Alkoholentzug, schwere Leberzirrhose, Anorexia nervosa, Bulimie, SZ; **KI** (Opipramol): bek. Überempfindlichkeit, akuter Harnverhalt, akute Delirien, unbehandeltes Engwinkelglaukom, Prostatahypertroph. m. Restharn, paralytischer Ileus, höhergradige AV-Blockierung, diffuse VES bzw. SVES; **KI** (Trazodon): bekannte Überempfindl.keit, akute Intox. mit zentral dämpfenden Pharmaka bzw. Alkohol, Carcinoid-Syndrom; **Ink** (Bupropion): MOI; **Ink** (Opipramol): MOI; **Ink** (Tryptophan): Sibutramin, SSRIs

Bupropion Rp	HWZ 20h, Q0 > 0.8, PPB 84%, PRC C Lact -
Elontril *Tbl. 150, 300mg*	**Depression:** ini 1 x 150mg p.o., ggf. n. 4 Wo. auf 1 x 300mg steigern; **DANI** max. 150mg/d; **DALI** max. 150mg/d; **KI** b. schwerer Leberzirrhose
Opipramol Rp	HWZ 6-9h, PPB 91%
Insidon *Tbl. 50, 100mg; Gtt. (24Gtt. = 100mg)* **Opipram** *Tbl. 50, 100mg* **Opipramol Neuraxph.** *Tbl. 50, 100, 150mg* **Opipramol-ratioph.** *Tbl. 50, 100mg* **Opipra Tad** *Tbl. 50, 100mg*	**Generalisierte Angststörung, somatoforme Störungen:** 50–50–100mg p.o., ggf. Dosisanpassung auf 150mg/d, max. 300mg/d; **Ki. > 6J.:** 3mg/kg/d; **DANI** sorgfältige Dosiseinstellung, evtl. Dosisreduktion erforderlich
Trazodon Rp	HWZ 7 (10-12)h, Qo 1.0 (0.7), PPB 89-95%, PRC C, Lact?
Thombran *Kps. 25, 50mg; Tbl. 100mg* **Trazodon Hexal** *Tbl. 100mg* **Trazodon Neuraxph.** *Tbl. 100mg*	**Depression:** Wo. 1: 100mg/d, Wo. 2: 200 mg/d, ab Wo. 3 : 200-400mg/d; **DANI** nicht erforderl.
Tryptophan OTC/Rp	HWZ 2.5h, Qo 1.0, PPB 85%
Ardeydorm *Tbl. 500mg* **Ardeytropin** *Tbl. 500mg* **Kalma** *Tbl. 500mg* **L-Tryptophan-ratioph.** *Tbl. 500mg*	**Depression:** 3 x 500-1000mg p.o.; **Schlafstrg.:** 1-2g p.o. z.N.; **DANI/DALI** KI
Agomelatin	HWZ 1-2h, PPB 95%,PRC B, Lact -
Valdoxan *Tbl. 25mg*	**Depression:** ini 1 x 25mg p.o., z.N. ther. Dosis 25-50mg/d; **DANI** vorsichtige Anw.; **DALI** KI

7.2 Antimanika, Phasenprophylaktika

7.2.1 Lithiumsalze

Wm: Beeinfluss. d. Phosphatidylinositolstoffw.; **Wi**: Phasenverschiebg. biolog. Rhythmen; **UW**: Durst, Polyurie, GI-Strg., Tremor, Struma, Hypothyreose, Nierenschäden; **KI**: schwere Herzfunktionsstrg., M. Addison, Niereninsuff., SS/SZ; **Ink**: Diltiazem, Fluvoxamin, Haloperidol, Jodsalze, Methyldopa, Sibutramin, Urinalkalisierer (Zitrate, Bikarbonate), Verapamil

Lithiumacetat Rp	HWZ 18-36h, Qo 0.02, keine PPB, th. Serumspiegel 0.6-1.2mmol/l
Quilonum *Tbl. 536mg (= 8.1mmol Li+)*	**Th./Pro. manisch-depressiver Erkr.:** ini 1 x 8mmol p.o., Erh.Dos. 18-36mmol/d in 1-3 Einzeldosen; **DANI** KI b. schwerer NI
Lithiumcarbonat Rp	HWZ 14-24h, Qo 0.02, keine PPB, th. Serumspiegel 0.6-1.2mmol/l
Hypnorex retard *Tbl. 400 (ret.)mg (= 10.8mmol Li+)* **Lithium Apogepha** *Tbl. 295mg (=8mmol Li+)* **Quilonum ret** *Tbl.450(ret)mg (=12.2mmol Li+)*	**Th./Pro. manisch-depressiver Erkr.:** d1-3: 12mmol/d p.o., d4-7: 24mmol/d, weitere Dosisanpassung n. Serumspiegel; **DANI** KI b. schwerer NI

Lithiumsulfat Rp	HWZ 14-24h, Q0 0.02, th. Serumspiegel: 0.6-1.2mmol/l
Lithiofor *Tbl. 660 (ret.)mg (= 12mmol Li+)*	**Th./Pro. man.-depr.Erkr.:** d1-3: 12mmol/d p.o., d4-7: 24mmol/d, dann Dosisanpassung nach Serumspiegel; **DANI** KI bei schwerer NI

7.2.2 Antiepileptika - Nichtbarbiturate

Wm/Wi (Carb.): Dämpfung der verstärkten Reizantwort nach wiederholter Reizung der Afferenzen; **Wm/Wi** (Lamotrigin): Hemmung spannungsabh. Na^+-Kanäle; Glutamatfreisetzung ↓; **Wm/Wi** (Valpr.): enzym. Abbau von GABA ↓; **UW** (Carb.): Kopfschmerzen, Schwindel, Ataxie, Sehstrg., cholestat. Hepatitis, Hämatopoesestrg., bradyk. HRST., allerg. Reakt.; **UW** (Lamotrigin): sex. Erregbarkeit u. Aktivität ↑, Hautausschläge, Fieber, Lymphadenopathie, Gesichtsödeme, Veränderungen der Blut-/Leberwerte, Stevens-Johnson-Syndr., Lyell-Syndr., Quinke-Ödem, aplastische Anämie, Agranulozytose, Leberfunktionsstrg., Leberversagen, Kopfschmerzen, Müdigkeit, Schwindel; **UW** (Valpr.): Müdigkeit, Tremor, Haarausfall, Leberschäden, Gerinnungsstrg.; **KI** (Carb.): AV-Block, schwere Leberfunktionsstrg., SS (1. Trim.); **KI** (Lamotrigin): Kinder < 2J. **KI** (Valpr.): familiäre Lebererkr., SS (1. Trim.)/SZ; Porphyrie, schwere Leber- u. Nierenfunktionsstrg., Status asthmaticus, respirat. Insuff.; s. Sedat./Benzos (→ **S. 117**); **Ink** (Carb.): Cimetidin, Chloramphenicol, Danazol, Doxyclyclin, Grapefruitsaft, Makrolide, MAO-Hemmer, Nefazodon, Voriconazol; **Ink** (Valpr.): Salizylate

Carbamazepin Rp	HWZ 15h (mult. Dosis), 36h (Einmaldosis), Q0 1.0, PPB 70-80%, th. Serumspiegel: 3-8mg/l
Carbamazepin-ratioph. *Tbl. 200, 200 (ret.), 400 (ret.)mg* **Carbamazepin Hexal** *Tbl. 150 (ret.), 200, 300 (ret.), 400, 400 (ret.), 600 (ret.)mg* **Finlepsin** *Tbl. 200, 200 (ret.), 400 (ret.), 600 (ret.)mg* **Sirtal** *Tbl. 400 (ret.)mg* **Tegretal** *Tbl. 200, 200 (ret.), 400 (ret.), 600 (ret.)mg; Saft (5ml = 100mg)* **Timonil** *Tbl. 150 (ret.), 200, 200 (ret.), 300 (ret.), 400, 400 (ret.) 600 (ret.)mg; Saft (5ml = 100mg)*	**Alle Ind:** ini 200-400mg/d p.o., in 2-4 (unret.) bzw. 1-2 (ret.) Einzeldosen, langsam steigern bis Erh.Dos.; **Epilepsien:** Erh.Dos. 600-1200mg p.o., **Trigeminusneuralgie:** Erh.Dos. 400-800mg/d; **diabetische PNP:** Erh.Dos. 600mg/d, max. 1200mg/d; **Pro. manisch-depr. Phase:** Erh.Dos. 200-400mg/d, max. 800mg/d; **Anfalls-Pro. bei C_2-Entzug:** 600mg/d, in schweren Fällen 1200mg/d in den ersten Tagen; **DANI** nicht erforderl.

Lamotrigin Rp	HWZ 29h, Q0 0.9, PPB 55%, PRC C, Lact?
Elmendos *Tbl. 25, 50, 100, 200mg* **Espa Trigin** *Tbl. 25, 50, 100, 200mg* **Lamictal** *Tbl. 2, 5, 25, 50, 100, 200mg* **Lamo-Q** *Tbl. 25, 50, 100, 200mg* **Lamo Tad** *Tbl. 25, 50, 100, 200mg* **Lamotrigin Hexal** *Tbl. 2, 5, 25, 50, 100, 200mg* **Lamotrigin-ratioph.** *Tbl. 5, 25, 50, 100, 200mg*	**Epilepsien:** d1-14: 1 x 25mg p.o., d15-29: 1 x 50mg, dann alle 1-2 Wo. um 50-100mg steig., Erh.Dos. 100-200mg/d in 1-2 ED; **Pro. depress. Episoden b. bipolaren Strg.:** Wo. 1-2: 1 x 25mg p.o.; Wo. 3-4: 50mg in 1-2 ED, ab Wo. 5: 100mg/d in 1-2 ED, Zieldosis 200mg/d, max. 400mg/d; b. Komb.-Th. siehe Fachinfo; **DANI** vorsichtige Anw.; **DALI** Child B: 50%, Child C: 25%

Valproinsäure Rp	HWZ 6-16h, Qo 0.95, PPB 90-95%, th. Serumspiegel: 50-100mg/l
Convulex *Kps. 150, 300, 500mg; Tbl. 300(ret.), 500(ret.)mg; Gtt. (1ml = 300mg)* **Ergenyl** *Tbl. 150, 300, 500mg; Tbl. (ret.) 100, 250, 300, 500, 750, 1000mg; Gtt. (1ml = 300mg); Amp. 400mg/4ml* **Espa-Valept** *Tbl. 150, 300, 600mg; Tbl. (ret.) 300, 500mg* **Leptilan** *Tbl. 150, 300, 600mg* **Orfiril** *Tbl. 150, 300, 600mg; Tbl. (ret.) 500, 1000mg; Kps. (ret.) 150, 300mg; Saft (5ml = 300mg); Amp. 300mg/3ml, 1g/10ml* **Valproat Hexal** *Tbl. 150, 300, 600mg; Tbl. (ret.) 300, 500mg; Lsg. (1ml = 300mg)*	**Epilepsien:** ini 5-10mg/kg/d p.o., alle 4-7d um 5mg/kg steigern, Erh.Dos. 20mg/kg/d; 5-10mg/kg i.v., dann 1mg/kg/h; max. 2.5g/d i.v.; **Jugendl.** 25mg/kg/d, **Ki.** 30mg/kg/d; **akute Manie:** ini 20mg/kg/d; Erh.Dos.1-2g/d; **DANI** nicht erforderl.; **DALI** KI bei Lebererkrankung

7.3 Neuroleptika

7.3.1 Schwach potente Neuroleptika

Wm: Antagonism. an Dopamin-Rezept. i. ZNS; **Wi:** antipsychot., sedierend (je höher die antipsychot. Wi, desto geri. die sedierende u. umgekehrt); sympathikolyt., anticholinerg, antihistaminerg, antiserotoninerg; **UW:** Früh- u. Spätdyskinesien, Parkinsonoid, Akathisie, Unruhe, Erregung, depress. Stimmg., Lethargie, Hyperprolaktinämie, Amenorrhoe, Mydriasis, Obstipat., Akkommodations-, Miktionsstrg., Glaukomanfall, Krampfbereitschaft↑, RR↓, Tachykardie, Erregungsleitungsstrg., allerg. Reakt., BB-Veränderung, Cholestase ; **KI:** M. Parkinson, schwere Leberfunktionsstrg., Blasenentleerungsstrg., Glaukom, akute Intox. m. zentraldämpfenden Pharmaka; **Ink** (Neuroleptika): Noradrenalin; **Ink** (Phenothiazine): Fluoxetin, Tiaprid

Chlorprothixen Rp	HWZ 8-12h, Qo 1.0, PPB 99%
Chlorprothixen Neuraxph. *Tbl. 15, 50, 100mg* **Truxal** *Tbl. 15, 50mg; Saft (1ml = 20mg)*	**Unruhe-, Erregungszust., Schizophrenie, Psychose:** 2-4 x 15-100mg p.o.; **Ki. > 3J.:** 0.5-1mg/kg/d p.o. in 2 Einzeldosen; **DANI** sorgfältige Dosiseinstellung

Levomepromazin Rp	HWZ 17h, Qo 1.0, PPB 98%
Levium *Tbl. 25, 100mg* **Levomepromazin Neuraxph.** *Tbl. 10, 25, 50, 100mg; Gtt. (20Gtt. = 40mg); Amp. 25mg/1ml* **Neurocil** *Tbl. 25, 100mg; Gtt. (20 Gtt. = 20mg); Amp. 25mg/1ml*	**Unruhe-, Erregungszust., Psychose:** ini 15-30mg p.o., Erh.Dos. 75-150mg p.o.; b. stat. Beh. ini 75-100mg/d p.o., auf 150-300mg/d steigern, max. 600mg/d; 25-50mg i.m., ggf. Wdh., bis 150mg/d i.m.; **Ki.** 1mg/kg/d; **chron. Schmerzen:** ini 25-75mg/d p.o., langs. steigern bis 300mg/d; **DANI/DALI** sorgfältige Dosiseinstellung

Melperon Rp	HWZ 4-8h, Q0 0.9, PPB 50%
Eunerpan *Tbl. 10, 25, 50, 100mg; Saft (1ml = 5mg)* **Melneurin** *Tbl. 10, 25, 50, 100mg; Saft (1ml = 5mg)* **Melperon-ratioph.** *Tbl. 25, 50, 100mg; Saft (1ml = 5mg)*	**Schlafstörungen, Unruhe-, Erregungs-, Verwirrtheitszustände, Psychosen:** 3 x 25-100mg p.o., höhere Dosis abends, max. 400mg/d; **DANI/DALI** sorgfältige Dosiseinstellung
Pipamperon Rp	HWZ 4h
Dipiperon *Tbl. 40mg; Saft (5ml = 20mg)* **Pipamperon Neuraxph.** *Tbl. 40, 120mg; Saft (5ml =20mg)*	**Schlafstörung:** 40mg/d; **Dysphorie, Verwirrtheit, psychomotor. Erregung:** ini 3 x 40mg p.o., ggf. steigern bis 3 x 120mg; **Ki. < 14J.:** ini 1mg/kg/d p.o., je n. Wirkung um 1mg/kg/d steig., Erh.Dos. 2-6mg/kg/d in 3 ED
Promethazin Rp	HWZ 7-15h, Q0 1.0, PPB > 90%, PRC C, Lact?
Atosil *Tbl. 25mg; Gtt. (20Gtt. = 20mg); Amp. 50mg/2ml* **Closin** *Tbl. 25mg* **Promethazin Neuraxph.** *Tbl. 10, 25, 50, 75, 100mg; Gtt. (20Gtt. = 20mg) Gtt. forte (20 Gtt. = 100mg); Amp. 50mg/2ml* **Proneurin** *Tbl. 25mg* **Prothazin** *Tbl. 25mg; Lsg. (1g = 20mg); Amp. 50mg/2ml*	**Unruhe-, Erregungszust., allerg. Reaktion, Schlafstrg.:** ini 1 x 25mg p.o. z.N., ggf. steigern auf 1 x 50mg, bis 4 x 25mg, max. 200mg/d; 25-50mg i.v./i.m.; **DANI/DALI** 50%
Prothipendyl Rp	HWZ 2.5h
Dominal *Tbl. 40, 80mg; Gtt. (10Gtt. = 25mg)*	**Unruhe-, Erregungszust., Psychosen:** 2-4 x 40-80mg p.o.; **DANI/DALI** nicht erforderlich
Sulpirid Rp	HWZ 8h, Q0 0.3, kaum PPB
Arminol *Kps. 50mg; Tbl. 200mg* **Dogmatil** *Kps. 50mg; Tbl. 200mg; Saft (1ml = 5mg); Amp. 100mg/2ml* **Meresa** *Kps. 50mg; Tbl. 200mg* **Neogama** *Kps. 50mg; Tbl. 200mg* **Sulpirid ct** *Tbl. 50, 200mg* **Sulpirid-ratioph.** *Tbl. 50, 200mg* **Sulpivert** *Kps. 50mg; Tbl. 100, 200mg; Amp. 100mg/2ml* **Vertigo Meresa** *Kps. 50mg; Tbl. 200mg*	**Akute/chron. Psychose:** ini 3 x 100mg p.o., Erh.Dos. 400-800mg/d in 2-4 Einzeldosen, max. 1600mg/d; 200-1000mg/d i.m. in 2-4 Einzeldosen; **Ki. > 6J.:** ini 1-2mg/kg/d p.o., Erh.Dos. 5mg/kg/d in 2-3 Einzeldosen; **Depression, Schwindel:** ini 1-3 x 50mg p.o., Erh.Dos. 150-300mg/d; **DANI** GFR 30-60: 50%; 10-29: 30%; < 10: 20%; **DALI** Dosisreduktion
Thioridazin Rp	HWZ 10h, Q0 1.0, PPB > 95%, PRC C, Lact?
Melleril *Tbl. 25, 30 (ret.), 100, 200 (ret.)mg* **Thioridazin Neuraxph.** *Tbl. 25, 50, 100, 200mg*	**Chron. Psychose, Unruhe-, Erregungszustände:** ini 25-50mg/d, Erh.Dos. 200-300mg/d, b. stat. Beh. bis 600mg/d; **Ki.** 1-2mg/kg/d p.o.; **DANI/DALI** Dosisred.

7.3.2 Mittelstark potente Neuroleptika

UW/KI: siehe schwach potente Neuroleptika (→ **S. 111**)

Perazin Rp	HWZ 8-16h, Q0 > 0.7, PPB 94-97%
Perazin Neuraxph. *Tbl. 25, 100, 200mg* **Taxilan** *Tbl. 25, 100mg*	**Akute psychot. Syndr., psychomotor. Erregungszust.**: ini 50-150mg p.o., Erh.Dos. 300mg/d, b. stat. Behandlung 200-600mg/d, max. 1g/d; **chron. Psychose**: 75-600mg/d p.o.; **DANI** nicht erforderl.; **DALI** Dosisred.
Zuclopenthixol Rp	HWZ 15-25h, PPB 98%
Ciatyl-Z *Tbl. 2, 10, 25mg; Gtt. (20Gtt. = 20mg);* **Ciatyl-Z Acuphase** *Amp. 50mg/1ml* **Ciatyl-Z-Depot** *Amp. 200mg(Dep.)/1ml* **Clopixol** *Tbl. 25mg; Amp. 200mg/1ml*	**Unruhe-, Verwirrtheitszustände bei Demenz:** 2-6mg/d p.o. in 2-3 Einzeldosen; **akute, chron. Psychosen:** ini 25-50mg/d p.o. in 2-3 Einzeldosen, ggf. n. 2-3d steigern auf 75mg/d, bis 150mg/d b. stat. Behandl.; ini 50-150mg i.m. evtl. Wh. n. 2-3d; 200-400mg Dep. i.m. alle 2-4 Wo.

7.3.3 Stark potente Neuroleptika

UW/KI: siehe schwach potente Neuroleptika (→ **S. 111**); **Ink** (Haloperidol): Fluoxetin, Lithium, Tiaprid; **Ink** (Pimozid): Voriconazol

Benperidol Rp	HWZ 7-8h
Benperidol Neuraxph. *Tbl. 2, 4, 10mg; Gtt. (20Gtt. = 2mg); Amp. 2mg/2ml* **Glianimon** *Tbl. 2, 5, 10mg; Gtt. (20Gtt. = 2mg); Amp. 2mg/2ml*	**Akute, chron. Psychose:** ini 2-6mg/d p.o./i.m./i.v. in 1-3 Einzeldosen, max. 40mg/d, Erh.Dos. 1-6mg/d; **psychomot. Erregungszustand:** ini 1-3mg/d p.o./i.m./i.v.
Bromperidol Rp	HWZ 36h, PPB > 90%
Impromen *Tbl. 5mg; Gtt. (20Gtt. = 2mg)* **Tesoprel** *Gtt. (20Gtt. = 2mg)*	**Akute Psychosen:** 1 x 10-50mg p.o.; **subakute, chron. Psychosen:** 1 x 5mg
Flupentixol Rp	HWZ 22-36h, 70-190h (Dep.), PPB 99%
Fluanxol *Tbl. 0.5, 2, 5mg; Gtt. (1ml = 50mg); Amp. (Dep.) 10mg/0.5ml, 20mg/1ml, 60mg/3ml, 100mg/1ml, 200mg/10ml* **Flupendura** *Amp. (Dep.) 20mg/1ml; 100mg/1ml; 40mg/2ml* **Flupentixol Neuraxph.** *Amp. (Dep.) 20mg/1ml, 100mg/1ml, 40mg/2ml, 200mg/10ml*	**Akute u. chronische Schizophrenien:** 5-60mg/d p.o. in 2-3 Einzeldosen; 20-100mg i.m. alle 2-4 Wo.

Fluphenazin Rp	HWZ 20h, Qo 1.0, PPB > 95%, PRC C, Lact?
Dapotum *Amp. (Dep.) 2.5mg/1ml, 12.5mg/0.5ml, 25mg/1ml, 50mg/0.5ml, 100mg/1ml, 250mg/10ml* **Fluphenazin Neuraxph.** *Amp. (Dep.) 12.5mg/0.5ml, 25mg/1ml, 50mg/0.5ml, 100mg/1ml, 250mg/10ml* **Lyogen** *Tbl. 1, 3 (ret.), 4, 6 (ret.)mg; Gtt. (10Gtt. = 1mg); Amp (Dep.) 50mg/0.5ml, 100mg/1ml*	**Akute, chron. Psychose, psychomotorischer Erregungszustand:** ini 2 x 0.25mg/d p.o.; Erh.Dos. 2-10mg/d, b. stat. Beh. 10-20mg/d; 10-20mg i.m./i.v., ggf. Wdh. n. 30 min, max. 40mg/d; 12.5-100mg (Dep.) i.m. alle 2-4 Wo.; **DANI/DALI** 50%

Fluspirilen Rp	HWZ 7-14 d, PPB 81-95%
Fluspi *Amp. 1.5mg/0.75ml, 12mg/6ml* **Fluspirilen Beta** *Amp. 1.5mg/0.75ml, 12mg/6ml* **Imap** *Amp. 1.5mg/0.75ml, 12mg/6ml*	**Akute, chron. Psychose:** ini 2-10mg i.m. alle 7d, Erh.Dos. 4-8mg alle 7d

Haloperidol Rp	HWZ 24h, i.m.: ~3 Wo.; Qo 1.0, PPB 92%, PRC C, Lact?
Haldol Janssen *Tbl. 1, 2, 5, 10, 20mg; Gtt. (20Gtt. = 2mg), -forte Gtt. (20Gtt. = 10mg); Amp. 5mg/1ml; Amp (Dep.) 50mg/1ml, 150mg/3ml, 500mg/10ml* **Haloper** *Tbl. 1, 2, 5, 10mg; Gtt. (20Gtt.=2mg)* **Haloperidol Hexal** *Tbl. 2, 5, 10mg; Gtt. (20 Gtt. = 2mg) -forte Gtt. (20Gtt. = 10mg)* **Haloperidol-ratioph.** *Tbl. 1, 2, 5, 10mg; Gtt. (20Gtt. = 2mg); Amp. 5mg/1ml*	**Akute psychotische u. katatone Syndr., psychomot. Erregungszust.:** ini 5-10mg/d p.o./i.v./i.m., max. 100mg/d p.o., max. 60mg i.m./i.v.; Erh.Dos. 3-15mg/d; **chron. Psychose:** ini 1.5-4.5mg/d, Erh.Dos. 3-15mg/d; 25-150mg (Dep.) i.m. alle 4 Wo.; **Ki. > 3J.:** 0.025-0.05mg/kg/d p.o./i.m./i.v, max. 0.2mg/kg/d; **DANI** sorgfältige Dosiseinstellung

Perphenazin Rp	HWZ 8-12h, Qo 1.0, PPB 90%, PRC C, Lact -
Decentan *Tbl. 4, 8mg; Gtt. (20Gtt. = 4mg); Amp. 100 (Dep.)mg/1ml* **Perphenazin Neuraxph.** *Tbl. 8mg*	**Psychosen, katatone, delirante Syndr., psychomotor. Erregungszust.:** 3 x 4-8mg p.o.; 50-200mg Dep. i.m. alle 14d; **DANI/DALI** sorgfältige Dosiseinstellung

Pimozid Rp	HWZ 5h, Qo 1.0, PPB 99%, PRC C, Lact?
Orap *Tbl. 1, 4mg*	**Chron. Psychosen:** ini 1 x 2-4mg p.o., je n. Wirkung um 2-4mg/Wo. steigern, Erh.Dos. 2-12mg/d, max. 16mg/d

7.3.4 Atypische Neuroleptika

Wm/Wi (Paliperidon): Hemmung von 5-HT2-, D2- u. in geringerem Ausmaß α_2-Rez.; **Wm/Wi** (Risperidon): selektive Hemmung von serotonergen 5-HT2-Rez., D2-Rez. und α_1-Rez.; **Wm/Wi** (Sertindol): selekt. Hemmg. mesolimbischer u. dopaminerger Neuronen; inhibitor. Effekte auf zentrale Dopamin-D2- und Serotonin-5HT2-Rezept. sowie auf α_1-Rezept.; **UW** (Olanzapin): Schläfrigkeit, Gewichtszunahme, Eosinophilie, erhöhte Prolaktin-, Cholesterin-, Glukose- und Triglyceridspiegel, Glukosurie, Appetitzunahme, Schwindel, Akathisie, Parkinsonismus, Dyskinesie, orthostatische Hypotonie, anticholinerge Effekte, Transaminasenerhöhung, Exanthem, Asthenie, Ermüdung, Ödeme; **UW** (Risperidon): Kopfschmerzen, Angstzustände, Schlaflosigkeit, Agitation, Sedierung; **UW** (Sertindol): Rhinitis, Ejakulationsstrg., Schwindel, Mundtrockenheit, orthostat. Hypotonus, Gewicht ↑, Ödeme, Dyspnoe, Parästhesien, QT-Verlängerung; **UW** (Paliperidon): Kopf- und Bauchschmerzen, Akathisie, Schwindel, Dystonie, extrapyr. Strg., Hypertonie, Parkinsonismus, Sedierg., Somnolenz, Tremor, AV-Block I°, Bradykardie, Schenkelblock, Sinustachykardie, orthostat. Hypotonie, Mundtrockenheit, Speichelfluss, Erbrechen, Asthenie, Erschöpfung, Gewicht ↑;
KI (Olanzapin): bek. Überempfindlichkeit, Pat. mit Risiko eines Engwinkelglaukoms;
KI (Risperidon): bek. Überempfindlichkeit, nichtmedikamentös bed. Hyperprolaktinämie;
KI (Sertindol): bek. Überempfindlichkeit, angeborenes oder erworbenes Long-QT-Syndrom, unbehandelte Hypokaliämie bzw. Hypomagnesiämie, dekomp. Herzinsuff., Arrhythmien, Bradykardie, schwere Leberinsuffizienz; **Ink** (Clozapin): Ritonavir

Amisulprid Rp	HWZ 12h, Qo 0.5, PPB 16%
Amisulid *Tbl. 400mg* **Amisulprid Hexal** *Tbl. 50, 100, 200, 400mg* **AmisulpridLich** *Tbl. 50, 100, 200, 400mg* **Solian** *Tbl. 50, 100, 200, 400mg; Lsg. (1ml = 100mg)*	**Schizophr. Psychosen:** produktive Zustände: 400-800mg/d p.o., max. 1200mg/d; prim. neg. Zustände: 50-300mg/d; Einzeldosis bis 300mg; **DANI** GFR 30-60: 50%; 10-29: 33%; < 10: KI; **DALI** nicht erforderl.
Aripiprazol Rp	HWZ 75h, PPB > 99%, PRC C, Lact -
Abilify *Tbl. 5, 10, 15, 30mg; Lingualtbl. 10mg, 15mg; Inj.Lsg. 7.5mg/1ml*	**Schizophrenie:** 1 x 15mg p.o.; ini 1 x 9.75mg i.m., dann 1 x 5.25-15mg i.m.; max. 30mg/d p.o./i.m.; **Manie:** 15-30mg p.o.; **DANI** nicht erforderl.; **DALI** schwere LI: vorsichtige Dosiseinstellung
Clozapin Rp	HWZ 8-12h, Qo 1.0, PPB 95%, PRC B, Lact -
Clozapin Neuraxph. *Tbl. 25, 50, 100, 200mg* **Clozapin-ratioph.** *Tbl. 25, 50, 100, 200mg* **Elcrit** *Tbl. 25, 50, 100mg* **Leponex** *Tbl. 25, 50, 100mg*	**Akute, chronische schizophrene Psychose:** d1: 1-2 x 12.5mg p.o., dann um 25-50mg/d p.o. steigern, Erh.Dos. 200-450mg/d p.o., max. 900mg/d p.o.; Packungsbeilage beachten!!

Olanzapin Rp	HWZ 34-52h, Q0 > 0.7, PPB 93%, PRC C, Lact?
Olanzapin ct *Tbl. 2.5, 5, 7.5, 10, 15, 20mg; Lingualtbl. 5, 7.5, 10, 15, 20mg* **Olanzapin Neuraxph.** *Tbl. 2.5, 5, 7.5, 10, 15, 20mg; Lingualtbl. 5, 10, 15, 20mg* **Zalasta** *Tbl. 2.5, 5, 7.5, 10, 15, 20mg; Lingualtbl. 5, 7.5, 10, 15, 20mg* **Zyprexa** *Tbl. 2.5, 5, 7.5, 10, 15, 20mg; Lingualtbl. 5, 10, 15, 20mg; Lösung 5mg/ml*	**Schizophrenie, Phasenprophylaxe bipolarer Störungen:** ini 1 x 10mg p.o.; **manische Episoden:** ini 15mg/d bei Monotherapie, 10mg bei Komb.therapie; Erh.Dos. 5-20mg; **DANI** ggf. ini 5mg/d; **DALI** ini 5mg/d, dann vorsichtig steigern
Paliperidon	HWZ 7h, PPB 83%, PRC C, Lact?
Invega *Tbl. (ret.) 3, 6, 9mg*	**Schizophrenie:** 1 x 6mg p.o., ggf. Dosisanpassg. auf 3-12mg; **DANI:** GFR 50-80: 1 x 3mg, Dosissteigerung möglich; 30-50: 1 x 3mg; 10-30: 3mg alle 2d, ggf. steigern auf 1 x 3mg tgl. ; < 10: Anw. nicht empfohlen; **DALI:** vorsichtige Anw. b. schwerer LI
Quetiapin Rp	HWZ 7h, PPB 83%, PRC C, Lact?
Seroquel *Tbl. 25, 100, 200, 300mg; Tbl. (ret.) 50, 200, 300, 400mg*	**Schizophrenie:** d1 50mg, d2 100mg, d3 200mg, d4 300mg; Erh.Dos. 150-750mg; **Manie:** d1 100mg, d2 200mg, d3 300mg, d4 400mg, ab d5 400-750mg; **bipolare Depr.:** d1 bis d4 wie Schizophrenie, Erh.Dos. 300mg; **DANI** nicht erforderl.; **DALI** ini 25mg, um 25-50mg/d steigern
Risperidon Rp	HWZ 3 (24)h, Q0 0.95 (0.1), PPB 88%, PRC C, Lact?
Risocon *Tbl. 0.5, 1, 2, 3, 4, 6mg; Lsg. 1mg/1ml* **Rispe-Q** *Tbl. 0.5, 1, 2, 3, 4mg* **Risperdal** *Tbl. 0.5, 1, 2, 3, 4mg; Lingualtbl. 1, 2, 3, 4mg; Gtt. (1ml = 1mg)* **Risperdal Consta** *Inj.Lsg. 25mg/2ml, 37.5mg/2ml, 50mg/2ml* **Risperidon Hexal** *Tbl. 0.25, 0.5, 1, 2, 3, 4, 6mg; Lingualtbl. 0.5, 1, 2mg; Lsg. 1mg/1ml*	**Chron. Schizophrenie:** d1 2mg, d2 4mg, dann 4-6mg p.o. in 1-2 ED; 25mg alle 2 Wo. i.m., ggf. 37.5-50mg alle 2 Wo.; **Manie:** 2-6mg/d; **schwere chron. Aggressivität mit Eigen-/Fremd-gefährd., psychotische Sympt. bei Demenz mit erheblicher Beeinträchtigung:** ini 2 x 0.25mg p.o., je nach Wirkung alle 2d um 2 x 0.25mg steigern; Erh.Dos. 2 x 0.5-1mg; **DANI/DALI** 50%
Sertindol Rp	HWZ 3d, PPB > 99%
Serdolect *Tbl. 4, 12, 16, 20mg*	**Schizophrenie:** ini 1 x 4mg p.o., alle 4-5d um 4mg steig., Erh.Dos. 12-20mg, max. 24mg/d; **DANI** nicht erforderl.; **DALI** langsame Dosistitration, niedrigere Erh.Dos.; KI bei schwerer LI

Ziprasidon Rp	HWZ 6.6h, PPB > 99%
Zeldox *Kps. 20, 40, 60, 80mg; Susp. (2ml = 20mg); Inj.Lsg. 20mg/1ml*	**Schizophrenie, Manie:** ini 2 x 40mg p.o., max. 2 x 80mg, Erh.Dos. 2 x 20mg; 10-20mg i.m., ggf. n. 2-4h erneut 10mg, max. 40mg/d; **DANI** n. erforderl.; **DALI** sorgfält. Einstellung
Zotepin Rp	HWZ 12h, PPB 97%
Nipolept *Tbl. 25, 50, 100mg*	**Schizophrenie:** 75-150mg p.o. in mehreren Einzeldosen, b. stat. Beh. max. 450mg/d; **DANI/DALI** sorgfältige Dosiseinstellung

7.4 Sedativa, Hypnotika

7.4.1 Benzodiazepine

Wm: Öffng. v. Chloridkanälen ⇒ Verstärkg. der hemmenden Fkt. GABA-erger Neuronen vor allem am limb. System; **Wi:** sedierend, schlafinduzierend, anxiolytisch, antiaggressiv, antikonvulsiv, muskelrelaxierend; **UW:** Müdigkeit, Schläfrigkeit, Benommenheit, Verwirrtheit, paradoxe Reakt., antegrade Amnesie, Atemdepression, psych./phys. Abhängigkeit; **KI:** Myasthenia gravis, schwere Leberschäden, respir. Insuff., Ataxie, SZ; Cave in SS; **Ink:** Alkohol, Azole, Grapefruitsaft, Methadon, Proteaseinhibitoren

Alprazolam Rp	HWZ 13h, Qo > 0.7, PPB 80%, PRC D, Lact?
Alprazolam-ratioph. *Tbl. 0.25, 0.5, 1mg* **Cassadan** *Tbl. 0.25, 0.5, 1mg* **Tafil** *Tbl. 0.5, 1mg*	**Spannungs-, Erregungs-, Angstzustände:** 3 x 0.25-0.5mg p.o., max. 4mg/d, für max. 8-12 Wo.; **Panikstrg.:** ini 0.5-1mg z.N., b. Bed. alle 3-4d um max. 1mg steig., max. 10mg/d; **DANI/DALI** Dosisreduktion
Bromazepam Rp	HWZ 16h, Qo 1.0, PPB 70%
Bromazanil *Tbl. 3, 6mg* **Bromazepam-ratioph.** *Tbl. 6mg* **Durazanil** *Tbl. 6mg* **Gityl** *Tbl. 6mg* **Lexotanil** *Tbl. 6mg* **Lexostad** *Tbl. 6mg* **Normoc** *Tbl. 6mg* **Neo Opt** *Tbl. 6mg*	**Spannungs-, Erregungs-,Angstzustände:** ini 1 x 1.5-3mg p.o. z.N., ggf. steigern bis 1 x 6mg; bis 3 x 6mg b. stat. Beh.; **DANI/DALI** 50%; ini 1.5mg z.N., max. 6mg/d
Brotizolam Rp	HWZ 5h, Qo 1.0, PPB 89-95%
Lendormin *Tbl. 0.25mg* **Lendorm** *Tbl. 0.25mg*	**Ein-, Durchschlafstörung:** 0.125-0.25mg p.o. z.N., max. 0.25mg/d, für max. 2 Wo.; **DALI** Dosisred., KI bei schwerer Leberinsuff.
Chlordiazepoxid Rp	HWZ 15 (10-80)h, Qo 1.0 (1.0), PPB 94-97%, PRC D, Lact?
Librium *Tbl. 25mg* **Multum** *Tbl. 10mg* **Radepur** *Tbl. 10mg*	**Spannungs-, Erregungs-, Angstzustände:** 2-3 x 5-10mg p.o., max. 60mg/d, max. 30mg Einzeldosis; **DANI/DALI** 50%

Clobazam Rp	HWZ 18 (50)h, Qo 1.0, PPB 85-91%
Frisium *Tbl. 10, 20mg*	**Spannungs-, Erregungs-, Angstzustände:** 20-30mg/d p.o. in 1-2 Einzeldosen; **Epilepsie:** ini 5-15mg/d, langsam Dosis steigern, max. 80mg/d; **DANI/DALI** Dosisred.
Diazepam Rp	HWZ 24-48 (100)h, Qo 1.0 (1.0), PPB 95-99%, PRC D, Lact?
Diazepam-ratioph. *Tbl. 2, 5, 10mg; Supp. 10mg; Gtt. (20Gtt. = 10mg); Amp. 10mg/2ml* **Faustan** *Tbl. 5mg; Supp. 10mg; Amp. 10mg/2ml* **Stesolid** *Rect. Tube 5, 10mg; Amp. 10mg/2ml* **Valiquid** *Gtt. (30Gtt. = 10mg)* **Valium** *Tbl. 5, 10mg* **Valocordin-Diazepam** *Gtt. (28Gtt. = 10mg)*	**Spannungs-, Erregungs-, Angstzustände:** 5-20mg/d p.o./rect. in 1-2 Einzeldosen, 30-60mg/d b. stat. Beh.; 0.1-0.2mg/kg i.v., ggf. wdh. nach 3-8h; **erhöhter Muskeltonus:** ini 10-20mg/d; p.o./rect. in 2-4 ED, Erh.Dos. 1-2 x 5mg; ini 1-2 x 5-10mg i.m., max. 1-2 x 10-20mg/d; **Prämed. vor OP:** 10-20mg p.o./rect./i.m. am Vorabend; **Status epilepticus:** 5-10mg i.v./i.m., Wdh. bei Bed. alle 10 min bis 30mg; **Ki. bis 3J.:** 2-5mg i.v., 5-10mg i.m.; > **3J.:** 5-10mg i.v.; **DANI/DALI** 50%
Dikaliumclorazepat Rp	HWZ 2-2.5 (25-82)h, Qo 1.0 (1.0), PPB 95%
Tranxilium *Kps. 5, 10, 20mg; Tbl. 20, 50mg; Inj.Lsg. 50mg/2.5ml*	**Spannungs-, Erregungs-, Angstzustände:** 10-20mg p.o. in 1-3 ED; max. 150mg/d, bei stat. Beh. max. 300mg/d; 50-100mg i.v., evtl. Wdh. nach 2h, max. 300mg/d; **Prämed. vor OP:** 20-100mg p.o./i.v.; **DANI/DALI** 50%
Flunitrazepam Rp	HWZ 16-35 (28)h , Qo 1.0, PPB 78%, (Btm: Amp. 2mg)
Fluninoc *Tbl. 1mg* **Flunitrazepam-ratioph.** *Tbl. 1mg* **Rohypnol** *Tbl. 1mg; Amp. 2mg/2ml*	**Schlafstrg.:** 0.5-1mg, max. 2mg p.o. z.N.; **Prämed. vor OP:** 1-2mg i.m. 30-60 min vor Narkosebeginn; **Narkoseeinleitung:** 1-2mg i.v.; **DANI/DALI** sorgfältige Dosiseinstellung, KI bei schwerer Leberinsuff.
Flurazepam Rp	HWZ 2 (10-100)h, Qo 1.0 (0.7), PPB 95%, PRC X, Lact?
Dalmadorm *Tbl. 30mg* **Flurazepam Real** *Tbl. 30mg* **Staurodorm Neu** *Tbl. 30mg*	**Schlafstörungen:** 15-30mg p.o. z.N.; **DANI/DALI** Dosisreduktion, KI bei schwerer Leberinsuffizienz

Lorazepam Rp	HWZ 12-16h, Q_0 1.0, PPB 80-93%, PRC D, Lact?
Laubeel *Tbl. 1, 2.5mg* **Lorazepam Neuraxph.** *Tbl. 1, 2.5mg* **Tavor** *Tbl. 0.5, 1, 2, 2.5mg; Lingualtbl. 1, 2.5mg; Amp. 2mg/1ml* **Tolid** *Tbl. 1, 2.5mg*	**Spannungs-, Erregungs-, Angstzustände:** 0.5-2.5mg/d p.o. in 2-3 ED, bis 7.5mg/d bei stat. Beh.; **akute Angstzustände:** 0.05mg/kg i.v., evtl. Wdh. n. 2h; **Schlafstrg.:** 0.5-2.5mg p.o. z.N.; **Prämedikation vor OP:** 1-2.5mg p.o. am Vorabend und/oder 2-4mg p.o. 1-2h prä-OP; **Status epilepticus:** 4mg langs. i.v., ggf. Wdh. nach 10-15 min, max. 8mg in 12h; **DALI** Dosisreduktion
Lormetazepam Rp	HWZ 10 (15)h, Q_0 0.85 (1.0), PPB 88%
Ergocalm *Tbl. 1, 2mg* **Loretam** *Kps. 1, 2mg* **Lormetazepam-ratioph.** *Tbl. 0.5, 1, 2mg* **Noctamid** *Tbl. 1, 2mg*	**Ein- und Durchschlafstrg.:** 1-2mg p.o. z.N.; **Prämed. vor OP:** 2mg p.o. am Vorabend und/oder 2mg bis 1h prä-OP
Medazepam Rp	HWZ 2 (100)h, Q_0 1.0
Rudotel *Tbl. 10mg* **Rusedal** *Tbl. 10mg*	**Spannungs-, Erregungs-, Angstzustände:** 10-30mg/d p.o. in 2-3 ED, max. 60mg/d
Midazolam Rp	HWZ 1.5-2.2h, Q_0 1.0, PPB 95%, PRC D, Lact? (Btm: Amp. > 50mg)
Dormicum *Tbl. 7.5mg; Amp. 5mg/1ml, 5mg/5ml, 15mg/3ml* **Midazolam Deltaselect** *Amp. 5mg/1ml, 5mg/5ml, 50mg/10ml, 50mg/25ml, 100mg/50ml* **Midazolam Hexal** *Amp. 5mg/1ml, 15mg/3ml* **Midazolam-ratioph.** *Amp. 5mg/1ml, 5mg/5ml, 15mg/3ml, 50mg/10ml, 50/50ml, 90mg/18ml, 100mg/50ml*	**Prämed. vor OP:** 7.5-15mg p.o. 30-60min. prä-OP, 3.5-7mg i.m. 20-30min. prä-OP; **Sedierung:** initial 2-2.5mg i.v., je n. Wi in 1-mg-Schritten bis max. 7.5mg; Pat. > 60J.: 50%; **Ki. 6M.-5J.:** 0.05-0.1mg/kg iv., max. 6mg; **6-12J.:** 0.025-0.05mg/kg i.v., max. 10mg; **Narkoseeinleitung:** 0.1-0.2mg/kg i.v.; **Sedierung Intensivther.:** ini 0.03-0.3mg/kg i.v., dann 0.03-0.2mg/kg/h; **DALI** Dosisredukt., KI bei schwerer Leberinsuff.
Nitrazepam Rp	HWZ 25-30h, Q_0 1.0, PPB 87%
Dormolan Nitrazepam *Gtt. 5mg/1g* **Dormo Puren** *Tbl. 5mg* **Eatan N** *Tbl. 10mg* **Imeson** *Tbl. 5mg* **Mogadan** *Tbl. 5mg* **Nitrazepam Neuraxph.** *Tbl. 5, 10mg* **Novanox** *Tbl. 5, 10mg* **Radedorm** *Tbl. 5mg*	**Schlafstrg.:** 2.5-5mg, max. 10mg p.o. z.N.; **BNS-Krämpfe: Säugl., Kleinki.:** 2.5-5mg p.o.; **DANI/DALI** Dosisreduktion; KI bei schwerer Leberinsuff.

Oxazepam Rp	HWZ 6-25h, Qo 1.0, PPB 97%, PRC D, Lact?
Adumbran *Tbl. 10mg* **Durazepam** *Tbl. 10, 50mg* **Oxazepam-ratioph.** *Tbl. 10, 50mg* **Praxiten** *Tbl. 10, 15, 50mg* **Sigacalm** *Tbl. 10, 50mg* **Uskan** *Tbl. 10mg*	**Spannungs-, Erregungs-, Angstzustände:** 1-2 x 10-20mg p.o., max. 3 x 20mg; b. stat. Beh. 50-150mg/d in 2-4 Einzeldosen; **Ki.** 0.5-1mg/kg/d in 3-4 Einzeldosen; **Durchschlafstrg.:** 10-20mg, max. 30mg p.o. z.N.
Prazepam Rp	HWZ 1-3h, Qo 1.0, PPB 88%
Demetrin *Tbl. 10mg* **Mono Demetrin** *Tbl. 20mg*	**Spannungs-, Erregungs-, Angstzustände:** 20mg p.o. z.N.; max. 60mg/d; **DANI/DALI** ini 10-15mg/d, vorsichtig steigern
Temazepam Rp	HWZ 3.5-18.4h, Qo 1.0, PPB 96%, PRC X, Lact?
Norkotral Tema *Kps. 20mg* **Planum** *Kps. 10, 20mg* **Remestan** *Kps. 10, 20mg* **Temazep ct** *Kps. 10, 20mg*	**Schlafstörungen:** 10-20mg p.o. z.N. max. 40mg/d; **14-18J.:** 10mg/d; **DANI/DALI** 10mg/d, max. 20mg/d
Triazolam Rp	HWZ 1.4-4.6h, Qo 1.0, PPB 75-90%, PRC X, Lact?
Halcion *Tbl. 0.25mg*	**Schlafstörung:** 0.125-0.25mg p.o. z.N.; **DALI** Dosisredukt., KI bei schwerer Leberinsuff.

7.4.2 Benzodiazepinanaloga, Z-Substanzen

Wm/Wi: benzodiazepinähnliche Wi; **UW:** allerg. Reakt., Müdigk., Kopfschmerz, Schwindel, Nausea, Abhängigkeitsentwicklg.; **KI:** Myasthenia gr., SS/SZ; **Ink** (Zolpidem): Ritonavir

Zaleplon Rp	HWZ 1h, Qo 1.0, PPB 60%, PRC C, Lact -
Sonata *Kps. 5, 10mg*	**Einschlafstörungen:** 1 x 10mg p.o. z.N., ältere Pat. 1 x 5mg; **DANI** nicht erforderl.; **DALI** max. 5mg/d, KI b. schwerer Leberinsuff.
Zolpidem Rp	HWZ 2-2.6h, Qo 1.0, PPB 92%, PRC B, Lact?
Bikalm *Tbl. 10mg* **Stilnox** *Tbl. 10mg* **Zoldem** *Tbl. 10mg* **Zolpidem-ratioph.** *Tbl. 5, 10mg* **Zolpinox** *Tbl. 10mg*	**Schlafstrg.:** 10mg p.o. z.N., ältere Pat. 5mg; **DANI** nicht erforderl.; **DALI** max. 5mg/d, KI bei schwerer Leberinsuff.

Zopiclon Rp	HWZ 5h, Qo 0.95, PPB 45%
Espa-Dorm *Tbl. 7.5mg* **Imovane** *Tbl. 7.5mg* **Optidorm** *Tbl. 3.75, 7.5mg* **Somnosan** *Tbl. 7.5mg* **Ximovan** *Tbl. 7.5mg* **Zop 7.5** *Tbl. 7.5mg* **Zopiclon-ratioph.** *Tbl. 3.75, 7.5mg*	**Schlafstrg.:** 7.5mg p.o. z.N., ältere Pat. 3.75mg; **DANI, DALI** max. 3.75mg/d, KI bei schwerer Leberinsuff.

7.4.3 Sonstige Hypnotika und Sedativa

Wm/Wi (Chloralhydrat): hypnotisch ohne Beeinfluss. des REM-Schlafs; **Wm/Wi** (Clometh.): hypnotisch, sedativ, antikonvulsiv; **Wm/Wi** (Diphenhydramin, Doxylamin): sedierende und hypnotische Antihistaminika; **Wm/Wi** (Melatonin): Hormon der Epiphyse, schlaffördernd durch Beeinfluss. des zirkadianen Rhythmus; **UW** (Clometh.): Atemdepress., RR↓, Bronchialsekr. ↑, Abhängigkeitsentwicklg., Sodbrennen; **UW** (Diphenhydramin, Doxylamin): Schwindel, Kopfschmerz, Krampfanfälle, HRST, Mundtrockenh., Miktionsstrg., paralyt. Ileus; **UW** (Melatonin): Pharyngitis, Bronchitis, Rückenschmerz, Arthralgien; **KI** (Clometh.): schwere Obstrukt. mit drohender respirat. Insuff.; **KI** (Diphenhydramin, Doxylamin): Glaukom, Prostatahypertr. mit Restharn, akuter Asthma-Anfall, Phäochromozyt., Epilepsie, SS/SZ; **KI** (Melatonin): bek. Überempfindlichkeit

Chloralhydrat Rp	HWZ 4min (7h), Qo 1.0, PPB 40%, PRC C, Lact?
Chloraldurat *Kps. 250, 500mg* **Chloralhydrat** *Rectiole 600mg*	**Schlafstrg., Erregungszust.:** 250-1000mg p.o. z.N., max. 1.5g/d; **Sedierung v. Kindern, Krampfanfall:** > **6kg:** 300mg rect.; > **12kg:** 600mg rect.; > **24kg:** max. 1200mg rect.

Clomethiazol Rp	HWZ 2.3-5h, Qo 0.95, PPB 60-70%
Distraneurin *Kps. 192mg; Mixtur (1ml = 31.5mg)*	**Akute Entzugssympt., Delirium tremens (stat. Beh.!)**: ini 384-768mg p.o., max.1152-1536mg in den ersten 2h, dann max. 384mg alle 2h; **Verwirrtheit, Unruhe älterer Pat.:** 3 x 192-384mg p.o.; **Schlafstrg. älterer Pat.:** 384mg z.N., evtl. Wdh. nach 30-60 min

Diphenhydramin OTC	HWZ 4-8h, Qo 0.9, PPB 85-99%, PRC B, Lact -
Betadorm D *Tbl. 50mg* **Dolestan** *Tbl. 25, 50mg* **Dormutil N** *Tbl. 50mg* **Emesan** *Tbl. 50mg; Supp.10, 20, 50mg* **Halbmond** *Tbl. 50mg* **Sodormwell** *Kps. 50mg* **Vivinox Sleep** *Tbl. 25, 50mg*	**Schlafstrg.:** 25-50mg p.o. z.N.; **vestibulärer Schwindel, Übelkeit, Erbrechen, Kinetose:** 1-3 x 50mg p.o./rect., **Ki. < 1J.:** 1-2 x 10mg rect; **1-5J.:** 1-2 x 20mg rect.; **6-12J.:** 1-2 x 25mg p.o.; **DANI/DALI** Dosisanpassung

Doxylamin OTC	HWZ 10h
Gittalun *Brausetbl. 25mg* **Hoggar N** *Tbl. 25mg* **Schlafsterne** *Tbl. 30mg* **SchlafTabs-ratioph.** *Tbl. 25mg* **Sedaplus** *Tbl. 25mg; Saft/Lsg. 12.5ml/5mg*	**Schlafstörungen:** 25-50mg p.o. z.N.; > **6 Mo.:** 6.25mg; > **1J.:** 6.25-12.5mg; **5-12J.:** 12.5-25mg
Melatonin Rp	HWZ 3.5-4h, PPB 60%
Circadin *Tbl. 2 (ret.)mg*	**Insomnie ab 55J.:** 1 x 2mg z.N.; **DANI** vorsichtige Anw.; **DALI** Anw. nicht empf.

7.4.4 Übersicht Hypnotika

(zur Behandlung von Schlafstörungen z.B. im Rahmen depressiver oder manischer Episoden)

Einteilung	Wirkstoff	Handelsname (Beispiel)	Dosis (mg abends p.o.)
Benzodiazepine kurz wirksam	Triazolam	Halcion	0,125–0,25
	Brotizolam	Lendormin	0,125–0,25
Benzodiazepine mittellang wirksam	Temazepam	Planum	10–20 (40)
	Lorazolam	Sonin	1–2
	Lormetazepam	Noctamid	1–2
	Flunitrazepam	Rohypnol	0,5–1
	Oxazepam	Adumbran	10–20 (30)
Benzodiazepine lang wirksam	Nitrazepam	Imeson	2,5–5 (10)
	Flurazepam	Dalmadorm	15–30
Benzodiazepin-Rezeptor-agonisten, Benzodiazepinanaloga (Z-Substanzen)	Zaleplon	Sonata	10
	Zolpidem	Stilnox	10
	Zopiclon	Ximovan	7,5
Sedierende Antidepressiva (nicht geeignet zur Schlafförderung bei manischen Episoden!)	Mirtazapin	Remergil	7,5–15
	Trimipramin	Stangyl	5–50
	Doxepin	Aponal	5–50
	Amitriptylin	Saroten	5–50
	Mianserin	Tolvin	5–20
	Trazodon	Thombran	25–50
	Agomelatin	Valoxan	25–50

Sedierende Neuroleptika (niedrigpotent)	Melperon	Eunerpan	25–75
	Pipamperon	Dipiperon	20–60
	Chlorprothixen	Truxal	10–50 (100)
	Levomepromazin	Neurocil	10–50 (100)
	Promethazin	Atosil	10–50 (100)
	Promazin	Protactyl	25–50
	Prothipendyl	Dominal	20–60
Histamin-H_1-Rezeptorblocker	Diphenhydramin	Vivinox	50
	Doxylamin	Hoggar night	25–50
Sonstige Schlafmittel	Chloralhydrat	Chloraldurat	250–1000
	Melatonin retardiert	Circadin	2
Phytopharmaka	Baldrian, Hopfen, Passionsblume, Melisse		

7.4.5 Übersicht Tranquilizer

(zur Behandlung von Unruhe und Agitation z.B. im Rahmen depressiver oder manischer Episoden)

Benzodiazepine (Wirkstoff)	Handelsname (Beispiel)	Tagesgesamtdosis (mg)	HWZ (h)	HWZ der Metabolite (h)
Alprazolam	Tafil	0,5–2	12–15	12–15
Bromazepam	Lexotanil	3–6	15–28	15–28
Chlordiazepoxid	Librium	25–60	6–37	18–61
Clobazam	Frisium	20–40	18	50
Diazepam	Valium	5–40	20–45	60–100
Dikaliumclorazepat	Tranxilium	10–50	2–2,5	25–82
Lorazepam	Tavor	1–7,5	10–20	12–21
Medazepam	Rudotel	10–30	2–5	50–80
Oxazepam	Adumbran	10–60	6–25	-
Prazepam	Demetrin	10–20	-	60–100

Handelsnamen = fett *Wirkstoffe = kursiv*

Handelsnamen = fett *Wirkstoffe = kursiv*

Wichtige Internetadressen

Institution	Internetadresse
Kompetenznetz Depression	www.kompetenznetz-depression.de
Deutsche Gesellschaft für Bipolare Störungen e.V. (DGBS)	www.dgbs.de
Therapieempfehlungen Depression der Arzneimittelkommission der deutschen Ärzteschaft (AkdÄ)	www.akdae.de/35/10/67-Depression-2006-2Auflage.pdf
Behandlungsleitlinie Depression der Canadian Psychiatric Association (CANMAT)	https://ww1.cpa-apc.org/Publications/Clinical_Guidelines/depression/clinical-GuidelinesDepression.asp
Leitlinie Depression von National Institute for Clinical Excellence (NICE), Großbritannien	www.nice.org.uk/nicemedia/pdf/CG23fullguideline.pdf
Leitlinie bipolare Störungen des National Institute for Clinical Excellence (NICE), Großbritannien	www.nice.org.uk/nicemedia/pdf/CG38fullguideline.pdf
S3-Leitlinie/Nationale Versorgungs-leitlinie (NVL) unipolare Depression	www.versorgungsleitlinien.de/themen/depression/pdf/nvl_unipolare_depression_lang.pdf
International Group for the Study of Lithium Treated Patients (IGSLi)	www.igsli.org
Deutsche Gesellschaft für Suizid-prävention e.V. (DGS)	www.suizidprophylaxe.de
Medikamenten-Interaktions-Prüfer (Drug Interactions Checker)	www.drugs.com/drug_interactions.php